明
室
Lucida

照 亮 阅 读 的 人

# 性别攸关
# SEX
# MATTERS

How Male-Centric Medicine Endangers
Women's Health and What We Can Do About It

［美］艾莉森·J.麦格雷戈 著　王晔 译

Alyson J. McGregor, MD

北京联合出版公司
Beijing United Publishing Co.,Ltd.

**本书献给**

所有我有幸诊治过的女性，

她们教会了我洞察她们的疾病。

所有我所见证的在我们医疗体系中挣扎的女性，

尽管经历了不被理解、被质疑以及无休无止的检查，

感到被忽视和被抛弃，

但她们仍然坚持了下来。


**还要带着无尽的爱和感激献给**

我的母亲和姐姐，

在我研究医学的时候，

你们两个能够站在医疗体系之外了解它的运行；

你们帮助我看到了事情的全貌。

# 目 录

# 引 言

　　我在新罕布什尔大学读医学预科的时候，只选了一门和我的专业没有直接关系的选修课（好吧，至少当时我认为那和我的专业无关）。这门课是女性研究。我喜欢和其他女性围坐在一起，讨论女性在社会中的历史发展，讨论我们各自和共同面对的性别相关的问题。这些讨论颇有启发性，令人欢欣鼓舞。这门课结束之后，这些活跃的讨论被我课表里的另一门生物实验课挤跑了，我觉得仿佛我大学生活中的一点火花也随之熄灭了。

　　那时我并不知道，这门课程——以及它在我心中引发的对于性（sex）、性别（gender）和女性经历的思考——将对我的职业生涯产生深远的影响。

　　从波士顿大学医学院毕业之后，我申请了在家乡罗得岛州普罗维登斯的布朗大学做住院医师。住院医师实习期之后，我想要留在那里工作。由于布朗大学是一所学术机构，为了申请一个长期的职位我需要选择一个研究方向。当我坐下来思考这件事的时候，我意识到改善女性的生活与健康是我唯一想走的道路。我想要了解女性的身体，及其如何影响现代医学，又如何被现代医学所影响——特别是在急诊医学中。

在那时，性与性别研究这一领域甚至还没有出现。我选择从事女性健康这一专业感觉就像是认可了自己的女权主义信仰和个人哲学，想通过这一方式来满足自己在女性问题上的热情。

我不知道自己潜入了怎样的汪洋大海，也不知道在把女性特有的健康问题引入主流医学的过程中将面临多少挑战。

当我向导师们提出我想要探索女性健康领域时，他们的第一反应是："哦，你想做妇产科医生。"

"不，"我回答说，"我想从整体上研究女性健康。也就是说，女性健康的各个方面。"

似乎没人明白我的意思。这是我头一次见识到我们的医疗机构中的真实情况。

正如我要在这本书中分享的，我发现女性健康远不只是关于盆腔检查和乳腺钼靶摄像。女性从DNA（脱氧核糖核酸）到各个方面都和男性不同。在医疗实践中，仅仅根据生殖器官区分女性和男性不仅是过度简化的，而且会带来很大问题。然而在我们的医疗保健系统、诊疗流程和医学哲学中，以男性为中心的医学模式无处不在，以至于很多人甚至意识不到它的存在。许多人简单地认为，女性差异已经被考虑在内了——没有什么比这错得更离谱的了。

我对这一领域的研究和投入的热情，使我走在了医学变革的前沿。作为一名研究者、教师、演讲者和医生，我和我的同事在这一前沿领域，致力于把不断涌现的女性健康信息整合进主流医学文化中。在这个忽视女性、边缘化女性、贬低女性的医疗体系里，我们为女性和她们独特的身体特性谋求利益。我们这些女性（和一部分好男人）以前所未有的方式为女性站了出来。

## 改变的第一步是察觉

作为全国知名的性与性别医学专家，我把研究和宣传医学各个领域内男性和女性的健康差异作为毕生的工作。我的正职工作是在一所城市创伤中心的急诊室接诊患者，负责处理从感冒到车祸、从头痛到心脏病发作、从骨折到药物过量等各种问题。除此之外，我还有别的一些身份：我是布朗大学阿尔伯特医学院第一个性与性别急诊医学项目的部门主任，也是性与性别女性健康协作组织（Sex and Gender Women's Health Collaborative，简称 SGWHC）的共同创始人；我是广受全国各地很多医疗机构欢迎的客座教授和"大查房"*讲者，也是很多社区倡议团体的主题演讲者，这其中包括劳拉·W.布什女性健康研究所、芭芭拉·史翠珊女性心脏中心、美国国家航空航天局、女性健康研究协会、性别差异研究组织和布朗大学女性医学与科学办公室等。作为作者和共同作者，我在同行评议的科学期刊上发表了70篇以性与性别为主题的论文，我还是《急诊医学中的性与性别》这本医学教科书的主编。

尽管我的大多数工作是在医学界内部完成的，比如对医学生和专业人员进行教育、倡导修改研究指南和用药标准、组织性与性别相关的研究，但从体系内部改变它只是斗争任务的一半。任务的另一半是教育那些生活和健康每一天都受到这一体系的影响的女性。我在TED上所做的演讲"为什么医学经常会给女性带来危险的副作用"就是为了让全世界的女性意识到本书所讨论的问题。

每当我谈及医学中的性与性别问题时，都会听到女性谈到这个体系如何忽视、淡化她们的存在，甚至完全地辜负了她们。也许这些女性的就诊医生们并不是有意辜负她们的，

---

\* 大查房（Grand Rounds），针对住院患者的一种临床讨论形式，通常由相关科室的高年资医生、药师、住院医师、医学生参加，会对某个疑难患者的诊断和治疗问题进行讨论。大查房同时也是医学教育的一种形式。——本书脚注皆为译者注

然而这依然是不可接受的。

## 如何使用本书

虽然本书包含了不少富于启发性甚至让人震惊的观察与事实，但我的用意远不只是将其揭露出来。

归根结底，信息只有在具有可操作性时才会更有用。仅仅观察到现代医学体系中女性所面临问题的严重性是不够的，甚至仅仅表达出对此的愤怒与反对也是不够的，我们需要不停地问："对此我们能做些什么？"

本书不仅会提供信息也会给出建议。当你读完这本书时，我希望你不只能理解以男性为中心的医疗体系如何在整体以及特定的情况下影响女性的健康，也能知道如今你可以采取怎样的措施来降低你个人的风险并促进基层医疗的改革。

在本书的第一部分中，我们将探讨以男性为中心的医疗体系的整体情况：它是如何产生的，在实践中是如何运作的，它对女性生理差异的忽视又是如何危害美国及全世界女性的健康的。

在第二部分中，我将探讨影响全国数百万女性的特定疾病和健康领域——包括心脏病发作、脑卒中、疼痛疾病与疼痛管理以及药品。我也将讨论在各健康领域中女性激素与生化特征的作用，以及和性别、种族、宗教相关的因素与偏见如何以微妙或明确的方式影响治疗效果。

在第三部分中，我将为你开出一服指导行动的处方。我将审视医学的面貌如何向更好的方向发展，探讨你如何利用现有的资源更积极地参与到自己的健康照护之中。在第十章中，我将分享给你一些特定的问题，使你可以从自己的医生那里获得需要的答案，我也会分享一些有助于你个人研究的资源。

一旦拿起这本书，你就加入了一场变革。你选择了通过自我教育来了解现代医学如何对待女性和她们的身体。在这本书中，我将为你提供工具，使你能够把这些新的认知变成倡议——去为你自己，也为其他像你一样的女性发出声音。

作为一名患者、一名女性，你可以发出自己的声音——你的声音至关重要。这本书将帮助你有效地在医疗环境中为自己发声。你会学到要问哪些问题、小心避免哪些陷阱、要求或拒绝哪些检查，以及可以利用哪些资源以获得你需要和应得的优质医疗服务。事实上，你将在自己的健康照护中成为更平等的参与者。

从下一页起，你将开始探索女性健康的旅程，它根植于我们目前的医疗体系中。你会了解到一些令人惊讶的事实，也会知晓许多让你苦恼的东西。最终我希望本书能使你变得更加自信，传递给你所需要的知识，让你为推动自我健康和世界各地女性健康而发出声音。你准备好了吗？

第一部分

# 来龙去脉

第一章

# 现代医学是以男性为中心的医学

 

我永远无法忘记那一天，我的急诊室差点放走了一名心脏病发作的 32 岁女性。

在急诊室，我们通过许多流程来评估危险因素并对来诊患者进行分层治疗。并不是每一个跨进急诊室大门的患者都危在旦夕，所以我们首先治疗那些最紧急的病例。比如，那些窒息或穿刺伤的患者就比非特异性疼痛或仅仅是"感觉不舒服"的患者拥有更高的优先级。

这种风险评估在理论上是可行的，在实践中也很有效。不过，一旦我们处理完那些显而易见的病例，我们就将在巨大的灰色区域中游走。不幸的是，我们对那些看起来没有直接风险的患者所进行的微妙的（而且往往是主观的）优先级分层远谈不上完美——尤其是对于那些女性患者。

除了显而易见的差异之外，女性还在很多方面和男性不同——没有哪里比我每天工作和教学的医院大楼更能清楚地显示这一点了。

举例来说，我们制定分层策略所依据的研究文献中会提到"雌激素保护作用"（也就是说在育龄女性中，血液中的雌激素或能降低和修正那些传统的危险因素，比如氧化应激、心律失常和纤维化），因而，从统计学上看，育龄女性患急性心脏病的可能性较低。换句话说，即便一个年轻女性来到急诊室说"我想我心脏病发作了"，除非她有非常明显而典型的症状，大多数医生也都会先考虑其他的可能性。

那天我遇到了一个名叫朱莉的年轻女性，在来急诊室之前，她已经在初级保健医生（primary care provider）那里看过好几次病，最近 48 小时内至少还看过两名内科医生。她感到胸部不适和气短，在情绪激动时会明显加重。

她来到急诊室时，我正在重症监护区工作。我立刻对自己说，这姑娘看起来不妙。我的直觉告诉我，一定有什么地方真的出问题了。

朱莉看过的其他医生把她的症状归结为由肥胖引起的焦虑和压力给心脏带来的负担。她对自己的症状描述得很含糊，再考虑到她的年龄和她几年前被诊断为焦虑症的事实，使得其他医生很轻易地做出了诊断：她是惊恐发作，同时还伴有超重带来的问题。到此为止，尘埃落定。

然而，作为一名性与性别医学的专家，我知道在发生心肌梗死（myocardial infarction，简称 MI）——也被称为心脏病发作——和其他心血管事件时，女性和男性的表现经常非常不同。事实上，在医疗文献中，女性的心脏病症状经常被描述为"不典型"或"不寻常"。男性可能会表现出放射至左臂的疼痛、胸前区压榨感或其他"典型的"心脏病症状，而女性经常仅仅表现为轻微的疼痛和不适，可能伴有疲惫、气短以及"什么地方出问题了"的强烈感觉。

朱莉很友善，但我看得出来她很害怕。我平静地和她解释说，虽然她目前的问题可能就像其他医生诊断的那样，但如果我们能进行一次心电图（electrocardiogram，简称 EKG）和血液检查来确保一切正常，我会更放心。

当拿到检查结果时，我不禁倒吸一口冷气。有些地方出了严重的问题。我觉得这很可能是心肌梗死。

我立刻给我们的心内科主治医师打电话。"我觉得这位女士患有心肌梗死，需要进导管室。"我对他说。导管室是一个专门的操作间，用于疏通阻塞的动脉。

"一位 32 岁的女士？"对面出现轻微的停顿，然后传来一声叹息，"好吧，我会派人下来看看。"

和朱莉之前的医生一样，心内科医生评估之后也认为她的症状属于焦虑症。但是由于心电图有轻微的异常，他最终同意带朱莉去导管室。

大概一小时后，我接到了心内科医生的电话。"麦格雷戈医生，"心内科主治医师说道，听起来有点震惊，"我想要告诉你，你的患者朱莉，她的冠状动脉主干闭塞了95%。我们放置了一枚支架来恢复她心肌的供血。"

在男性群体中，冠状动脉主干闭塞通常被称为"寡妇制造者"。我们经常在50岁以上的男性和一部分绝经后的女性身上看到这种情况。然而这位可爱的、年仅32岁的朱莉患上了这种疾病，如果不进行治疗，不出几天，至多几周，她就可能因此丧命——但没有人想到这一点，只因为她的症状和危险因素不符合男性心脏病发作的典型模式。

谢天谢地，朱莉挺过了手术，恢复了健康。我没有再在急诊室见过她，但是她的故事一直伴随着我。有时候我不禁想，每天到底有多少和她一样的女性就这样走出了其他急诊室的大门，而没有得到她们应得的拯救生命的治疗。即便有一个也太多了——而我觉得，这个数字远远不止如此。

## 我们的现代医疗体系正在辜负女性

人类制造汽车，制造电视、电脑和智能电话。当这些东西坏了的时候，我们知道如何修理，我们有详细的清单记下每一个零件，有所有工作部件的图纸。

但我们的身体不是我们自己创造的。无论你相信进化论、自然选择，还是智能设计——我们的身体都是一个谜。我们并没有设计出它们，我们仅仅是试图发现它们是如何运作的。而且在很多方面，它们仍然超出我们的认知能力。

当我们采用科学的方法探索自己的身体时，我们对自己身体的理解会受限于我们做出假设、进行研究、检验测试并提升认知的能力。在过去几十年里，我们取得了巨大的进步，然而从某种意义上说，我们依然是在没有掌握全貌的情况下进行每一次观察。我们从之前的研究推导出的一系列假设出发，进一步研究，然而，正如我和其他人的工作逐渐揭示出来的，许多假设很可能是错误的。

医疗中最大也最具缺陷的假设之一是：如果一件事在男性身上是有道理的，那么它在女性身上一定也是有道理的。

从各方面来看，我们如今的医疗模式都是以男性为模型和标准量身定做，并在男性身上进行评估的。这不是一个抽象的陈述，甚至也非一种观察结果，这就是事实。我们用来评估、诊断和治疗疾病的所有方法，不只用于男性，也用于女性，但它们都是建立在对雄性细胞、雄性动物和男性身体进行研究的基础上的。我们的医疗系统这样发展是有原因的，很多结论在科学上也是合理的。然而，最近的研究显示，从染色体到激素再到身体系统与结构，女性身体在生理学的每一个层面上都和男性不同。因此，对男性有效的药物并不总是对女性有效，有时甚至不适用于女性。

急诊室的工作使我处于医疗的前线，并给了我一个独特的观察问题的视角。我可以看到女性所接受的健康照护及所处的医疗环境的方方面面。从感染到心脏病，从脚踝扭伤到脑卒中，从头部创伤到背部疼痛，我每年在现实中看到数以千计的患者饱受疾病的折磨。不仅如此，我还看到如今在以男性为中心的医疗模式中，女性每一天都在接受可能不恰当、无效甚至不合格的照护。

患有心脏病的女性没有得到所需的诊断检查，因为我们的医疗方案没有考虑到心脏病在女性身体上的表现。最初的药物试验没有考虑到女性在代谢和激素周期上的差异，导致开给女性的常规药物处方剂量不当。这些问题和其他更多的问题一起，导致无论什么年龄和背景的女性，总体的预后都更差，死亡率也更高。

对我来说，朱莉的病例具有重大的意义，因为她实际上是以男性模式的心脏病归类来就诊的，但表现出了明显的女性特点。女性的症状就是和男性的有所不同。她们通常不表现为经典的男性症状和疼痛模式。她们的症状通常会很像其他一些被认为更"女性"的疾病或事件——比如朱莉之前的医生所诊断的惊恐发作。不幸的是，她在获得诊断时所面临的困难对于所有有心脏问题的女性，尤其是青年女性来说太普遍了。

如果一位男性因为胸痛和气短来到急诊室，那么毫无疑问他有可能患上了心肌梗死。然而如果一位女性因为同样的问题来就诊，而她的病历上又有焦虑症的病史，那么医生们很可能达成共识，认为她的症状不过是焦虑症引起的肌肉和气道痉挛。如果她的心电图结果正常或接近正常，她就会被打发回家。尽管她的症状明显地提示她可能是一位女性心脏病患者，但我们的检查和诊断流程不是为诊断女性的疾病模式而设计的。与男性患者相比，女性患者的症状通常表现得更模糊也更不典型。

对这种差异的关注促使我当初开始专攻性与性别医学。当年的我是一位初出茅庐的主治医师，对女性问题充满热情，同时强烈希望在自己所选择的领域里以研究者的身份脱颖而出。有一件事令我很着迷：研究者和医疗专家都承认，从症状学、疾病进展和预后来看，男性和女性在躯体和精神健康的各个方面，都存在着巨大的和微妙的差异，然而没有人关心这些差异有何表现，也没有人关心由此会影响到每天在各个专科的门诊和住院诊疗过程中女性会被如何照护。除了传统的"女性健康"领域——产科、妇科以及乳腺健康——之外，医疗中的性与性别差异甚至从来没有被探索过，更不用说被纳入研究和探讨并最终改变急诊室和其他地方的医疗流程和政策。

尽管我知道还有和我一样的研究者在勤奋地探索男女之间的生理差异，但在大多数急诊医生上班的时候，并没有必要的流程和实践规范将这些知识转化为行动。我们的医疗体系根本没有为女性提供她们需要也应得的专门照护和治疗。

造成这一点的原因很多，我们将在这本书中详细探讨。不过，核心问题是，尽管已经进行了几十年的研究并积累了一些信息，我们对男女差异这个领域才刚刚有所了解，这些差异会影响我们诊疗过程的每个方面，比如该如何开处方药、常规检查该如何安排、疼痛该如何评估与处理，以及系统性疾病该如何诊断等。

换句话说，我们需要从头开始重建现代医疗，来服务迄今为止被我们边缘化和忽视了的一半人口。

## 一场新的女性健康革命？

我们正处于第二次女性革命之中。

第一场革命让女性在法律上获得了和男性平等的地位。我们要求有控制自己身体、意志和财产的权利。我们要求有机会接受教育，追逐自己的热情与理想。我母亲那一代人拆掉了一堵墙，而在仅仅50年前，这堵墙会阻碍我对医疗事业的追求，阻碍我成为这一领域的领袖，甚至使之完全无法实现。

女性健康的第一次革命始于20世纪70年代，当时一本划时代的著作《我们的身体，我们自己》出版了。这本著作第一次引领女性认识到自己在生物学上与男性是不同的。女性有获得节育、止痛等服务的权利。她们意识到，不能仅仅因为是女性，就觉得自己的身体有缺陷或"劣于"男性。她们需要身体的自主权，即便当权者拒绝，她们依然会宣示自己的权利。

而如今，我们需要呼唤另一场变革——这场变革基于我们所掌握的无可辩驳的事实，涵盖了女性健康和女性身体的各个领域，而不仅仅局限于性和生殖健康。

尽管我们女性在过去的几十年里一直为平等而斗争，但我们也逐渐意识到（虽然有时有点苦涩），男性和女性之间存在着明显的差异，而这些差异在我们追求平等的愿望中还没有被考虑到。新的女性革命正蓬勃发展，而这些差异正是其核心所在。

从生理、神经、认知、社会经验等各个角度来看，女性都是独一无二的。我们身体里每一套系统的运转都必须依照我们的女性身份及其日常功能需要进行生物学上的微调。我们绝不仅仅是有乳房和卵巢的男性——或者反过来说，没有阴茎和睾丸的男性；也绝不像《圣经》字面上所暗示的那样，是男性的遗传学衍生物。我们体内的每一个细胞都是独一无二的。

当我开始研究急诊医学中的性与性别差异时，我把自己的工作归为"女性健康"一类。这种归类对我来说再合理不过了，因为我正是在研究女性身体的运作方式，以及女性独特的生理对诊断、疾病进展、发病率、药理作用及其他健康照护因素的影响。然而，令人难以置信的是，对于女性身体的过时观念无处不在，我完全没有想到，在我研究的领域里，自己的工作会被如此频繁地错误归类甚至曲解。

对大多数人来说——包括大多数医务人员——"女性健康"是"生殖健康"的同义词。提起女性健康，人们马上就会想到妇产科和乳腺健康。（事实上，在我做住院医师的大部分时间里，我一直被叫去急诊室做盆腔检查——并不是因为急诊室里没有其他医生能做，而是因为每个人都认为，作为女性健康专家，这是我的首要任务。至今我想到这一点还是忍不住发笑！）

事实上，女性健康就是指女性健康与福祉，其含义已从原先的约定俗成的含义中脱离了出来。它并不仅仅指女性生殖器官、妊娠或乳腺健康，虽然这些都是女性健康的重要组成部分。当我谈到女性健康时，我指的是女性作为一个整体的健康状态，包括了从肉体到心灵的与女性生理有关的各种复杂问题。

人体内的每一个细胞都包含性染色体，这些染色体会影响人体的每一项生物、化学、感知和心理功能。大多数细胞都会产生性激素，比如雌激素、孕激素、睾酮和雄激素，同时也会对这些激素做出反应，而在这些激素的作用下，每个细胞的功能都会发生微妙或明显的变化。

尽管这些基因组的差异尚没有在所有的器官和系统中得到广泛研究，但在已经有所研究的领域中，其影响是显而易见的：女性身体在一套完全不同的基因和激素环境中处理各种生理过程，从内部交流（神经传导）到外部影响（药物）。这意味着在医疗上对男性是"正常"的事情，对女性来说可能是不正常的，甚至是完全不适用的。

以下就是日常工作中以男性为中心的医疗如何影响女性健康的一些常见例子：

• 冠状动脉疾病在男性和女性中都是重要的死亡原因，但根据统计，在同等情况下，女性的预后更差，死亡率更高。一项2010年的研究显示："由于对女性心脏疾病及其临床表现认识不足，女性往往接受较为保守的治疗策略，同时也较少被纳入临床试验。"[1]

• 女性更容易在各种各样的情况下——包括脑卒中、心脏事件*、肠易激综合征、自身免疫疾病和各种神经系统疾病——被扣上精神疾病的帽子，而男性则更有可能接受进一步的检查评估。

• 男性和女性对疼痛的感知和反应明显不同。女性的疼痛阈值和对疼痛的耐受性都更低——这意味着，面对同等程

---

\* 心脏事件（cardiac event），一般指导致心源性猝死或心肌梗死的心脏病发作。

度的刺激，女性比男性更容易感知较低水平的不适并报告为"疼痛"。然而，女性越是抱怨她们的疼痛，医生就越是无视她们的主诉问题，给她们开出不足量或不恰当的止痛药。

• 女性经常表现出非典型的脑卒中症状，这使得她们自己和医生都不能及时发现问题。当她们到达医院之后，患有脑卒中的女性及时接受脑部影像学检查（按照美国心脏协会和美国脑卒中协会的定义是在 25 分钟内进行 CT 扫描）的可能性更低；她们在脑卒中评估的过程中接受超声心动图和颈动脉超声检查（这两种检查是评估脑卒中病因和预防其再次发作的重要工具）的可能性更低；她们接受"溶栓药物"tPA（组织纤溶酶原激活剂）治疗急性脑卒中的可能性也更低。[2]

• 女性对处方药物的代谢也和男性不同。举例来说，女性使用安必恩（唑吡坦，一种流行的安眠药）时不良反应更严重，包括清晨的倦怠和驾驶能力的受损。事实证明，女性只需要最初推荐剂量的一半就够了。在这一药物上市近 20 年之后，在收到了上千份患者不良反应报告的情况下，食品和药物监督管理局（Food and Drug Administration，简称 FDA）终于首次发布了基于性别的处方指南。

当然，在现行的医疗体系下，让朱莉这样的患者失望是一种常态。她的医生们会曲解她的症状，因为作为一名 32 岁的女性，她不符合他们在医学院学到的心血管疾病的"预期"

模式。全国各地每一天都有很多像朱莉这样的女性去看医生，而她们的症状不符合传统的以男性为中心的疾病模式。可悲的是，其中很多人离开时也没有得到诊断——而且像朱莉一样，尽管患有可能致死的疾病，但一连几天甚至几周都没有得到恰当的治疗。

每天有许多像朱莉这样的女性来到美国各地的急诊室，然而根据统计，绝大部分人都不能及时得到她们所需的治疗——要么是因为她们的症状不符合男性范式，要么是因为她们的医生下意识地对女性抱有偏见。每次想到这一点，我的心都要碎了。

无论是作为个体还是群体，我们都需要清醒地意识到女性在当今医疗体系中所面临的现实。只有当我们真正理解发生了什么，才有可能从根本上做出改变来改善女性患者的预后。这不只是某一个层面的偏见或是某一个流程的错误。当今医疗体系的每一个部分——从科研到分析再到医疗教育，从诊断检查到处方指南——都需要同时进行变革，而且要从现在开始。

这是一个不能再被忽视的问题。尽管所面临的困难似乎难以克服，但做出改变是可能的。当你拿起这本书的时候，就已经成为新女性健康革命的一分子了。从今以后，每次你与医生交谈，每次你提出正确的问题，每次你主张进行正确的检查时，都为认识、改善以及最终扭转当今以男性为中心的医疗模式做出了贡献。没有任何努力太过微小，没有任何案例微不足道。每当你为自己或你所爱的女性争取应得的专门针对女性的照护时，你都将使我们的医疗模式朝着正确的方向迈出一小步。

当然，还有很多信息需要了解，不过目前我需要你知道的是：如果你是一名女性，你就有更大的风险被误诊、接受不恰当的治疗或出现并发症。为了确保你得到自己需要并应得的治疗，你需要了解自己身体的运作与男性有何不同，以及如何问一些简单的问题，这些问题将让你得到拯救生命的治疗，而不是被误诊或得不到及时的诊断。

医疗的世界正在经历变革——然而，像所有的革命一样，这场革命也需要"群众基础"。我相信女性立刻改变自己健康和健康照护状态的最佳方式是，从现在开始每天都为自己和女性群体的权益代言。

正如我在引言中提到的，察觉和倡议是从头开始改变我们的医疗体系的关键：因为仅仅是察觉到我们的医疗体系在对待女性时存在问题，就能帮助你获得所需的治疗；而倡议的意义在于，坦白地说，医疗世界的注意力在哪里，研究经费就会流向哪里。

拿起这本书之后，你就成了这场运动的旗手。你将带着新知识走进医生的办公室、医院和急诊室，从知识和权利的角度，与你的健康服务提供者平等地互动。你会主张自己的健康权益，依据个人健康情况要求获得对自己最有利的检查、治疗和处方，参考从本书中学到的细节和通过与你的医生展开对话而进行的研究，而这一切将直接影响你的治疗、预后和就诊体验。在你读完本书之后，你就获得了所需的全部信息，可以用自信的方式和清晰的条理与你的医生展开一场新的对话。

## 你并不是统计数字

在医疗领域，我们经常从宏观的角度看问题："慕尼黑工业大学的一个团队发现，在心脏病发作后的第一年，女性死亡的可能性是男性的1.5倍。"[3]这种类型的数据会帮助我这样的研究者看清大局，但没有谈到更高的死亡率对个人的影响，也没有谈到这些女性和她们的家庭所经历的痛苦。

我想要澄清的是，尽管这本书看起来是从宏观的角度写的，但你并不是统计数字。你和你所爱的女性很重要。你的健康很重要。你的感受也很重要。

我每天在急诊室看到心脏病、脑卒中、慢性疼痛、神经系统疾病和创伤让人类付出的代价。我看到很多家庭因为失去母亲、姐妹或女儿而痛苦，因为这些疾病对女性的影响更大。我看到女性迫切地需要有人倾听她们、相信她们，因为我们以男性为中心的医疗模式把她们非常真切的症状归为"心身疾病的"、"非典型的"或"特发性的"（意思就是找不到病因）。

我这本书并不是写给医生们的，而是写给你和你所爱的女性的。我希望你能够深刻理解使女性区别于男性的生理差异。我希望你把这些知识带进你的生活、带进你的医生的办公室，这样你也就成了这场医疗革命的一部分。你的贡献至关重要。

当你知道了如何提出正确的问题时，你就可以和你的医生合作以获得恰当的健康照护。交流应该是双向的。我们已经不再处于"医生知道得最多"的年代。不错，我们医生把一生的大部分时间都用于理解人体及其运作方式——但归根结底，没有人比你自己更了解你的身体。利用本书提供的工具，你可以参与到自己的健康照护中来，你的医生不再是一个独裁者，而是成了一个受过教育的顾问，可以帮你解读身体出现的问题并制定计划来解决它。于是你可以把现代医疗当成发现、治疗并最终治愈身体和精神疾病的工具，这才是现代医疗的初衷。

## 重点——你要获取的关键信息

• 我们以男性为中心的医疗模式每天都在损害女性的健康。

• 如果你是一名女性，在面对常见的疾病时，你被误诊、接受不恰当的治疗或发生并发症的风险就更高。为了确保你获得自己需要并且应得的治疗，你需要了解自己的身体与男性相比有着怎样不同的运作方式，也要知道如何提出简单的问题以获得拯救生命的治疗，避免被误诊或延迟诊断。本书将告诉你如何做到这一点。

• 在这一领域，最有力的工具是察觉与倡议。知道如何提出正确的问题就意味着可以获得所需的治疗，否则就要面临误诊、治疗不当或者其他以男性为中心的医疗所带来的损害。

第二章

# 性别差异不止停留在表面上

在我申请并获得了布朗大学的研究职位后不久，我提议在急诊医疗学术协会（Society for Academic Emergency Medicine，简称 SAEM）的年会上进行一场就职演讲。演讲的题目是"急诊医疗中的女性健康与性别研究：昨天的忽视，明天的机会"。

我发现女性的身体在生理和生化上具有独特之处，这让我感到兴奋不已，便迫不及待地要把这些分享给同行。显然他们会像我一样感到震惊而兴奋。

老实说，我的提案被接受让我有些吃惊。我是个"新人"，只是个刚刚完成住院医师培训的资历尚浅的医生。我觉得备受鼓舞，于是召集了三位专家一起讨论性与性别和急诊医疗之间的关系。我们各自准备了幻灯片和笔记，并演练了各自在演讲中的分工。

我们飞往芝加哥参会。我觉得自己从来没有这样紧张过。这是我的机会！我将要开展的这场对话会永远地改变急诊医疗！

终于，我们演讲的时间到了。上一场演讲结束了，房间也被高效地重新布置过了。我和同事们拿着笔记和幻灯片走进去，安静地做好准备。房间是空的——不过不要紧，人们要从酒店的各处赶来，这需要一点时间。

我在椅子上坐立不安，一直看着表。还剩五分钟。三分钟。两分钟。

然后，时间到了。

我看着那一片空荡荡的椅子构成的海洋。这个房间可以坐下 60 个人，但是座位上只有 2 个人——一位是我的同事和朋友莉比·内斯特博士，另一位是我在布朗大学的男同事，他在去机场前过来给我加油。

我不知道该怎么办。我和一起演讲的专家坐在那里面面相觑。最终，我们仿佛达成了无言的共识，一起站起来开始收拾东西。我们的伟大设想看起来是毫无希望了。

那一时刻对我的冲击很大。我们自觉，这是一场可能会改变医疗面貌的对话，可能关系着全世界上百万女性的生死——然而没有人出现。

现在我明白了，我的那些内科同行之所以跳过了我的演讲，并不是因为他们不关心女性健康问题，他们只是没有意识到自己的无知。在某些方面，我领先于自己的时代。

在日常的医疗工作中，研究、教育和实际提供给患者的医疗服务被当成各自独立的实体。然而，研究者获得的知识会纳入医疗教育并最终影响临床实践。如果我想为了女性和她们独特的躯体让现代医疗发生真正的、持久的改变，我就必须同时涉及这三个领域。我要培训研究者，启发医学生，并用新的、更开明的方式为我的患者服务。我的性与性别女性健康协作组织给了我完成这些的动力，可以让我通过研修计划、演讲、项目、会议和科研工作来实现目标。

在本章中，我将从各个方面揭示为何目前的医疗体系不是基于女性身体而建立的，以及我们把女性身体等同于男性身体的这种错误观念是如何在各级医疗服务中对女性产生不利影响的。我们将发现，在不同的场景中——从制药实验室到医院，再到医生的办公室——这种以男性为中心的医疗模式普遍存在，而且几乎从未被质疑过，而这种男性"规范"却影响着美国女性的生死。

## 以男性为中心的医疗的演化

在20世纪70年代以前，医疗研究（以及一般医疗实践）远没有像现在这样被严格地监管。如今，任何由联邦政府资助的研究和药物临床试验都必须经过机构审查委员会的批准和监管，以确保研究符合伦理、受试者所面临的风险最低、研究依照科学规范设计和实施。

然而，在50年之前，医疗研究的世界看起来截然不同，像是医疗的狂野西部时代。每一种新药看起来都是安全有效的，药品的检测和销售几乎不受监管。临床试验不需要经过伦理委员会的审批，也不受任何中立方的监察。

在这些新药和研究引起了许多无法预料的后果，在损害了成千上万人的健康之后，这种不负责任的做法发生了根本的改变。其中一个例子是沙利度胺。这是一种抗惊厥药物，同时也用于安眠和缓解孕妇恶心，在德国是非处方药，而在其他地方则是处方药。一开始它被认为对所有人都是安全有效的，后来却发现它会导致胎儿患有严重的先天畸形——然而在此之前已经有大量无辜的孕妇服用了这种药物。这导致超过一万名新生儿肢体残缺，心脏、眼睛、消化器官受损或有其他严重的身体缺陷。许多孩子在出生后几小时或几天之内就死亡了。这场悲剧影响了欧洲、加拿大及美国的许多家庭，促成了一项关于药物研究和人体试验的国际性调查。这项调查（以及同时开展的许多其他调查）最终的结果是创立了药物人体试验的第一项"知情同意法"。

直到1974年，对研究对象的保护才被写进法律。《国家研究法》设立了国家生物医疗和行为学研究人类受试者保护委员会，旨在制定涉及人类受试者的医疗研究指南，并管理医疗中的人体研究。依据这套指南，孕妇和育龄女性被认为是

"受保护的"人群，于是很多研究者干脆选择把这些人排除在试验之外（由于沙利度胺事件的前车之鉴，这一点毫不意外），而不是克服重重困难找到安全的方式把她们纳入研究中。

与此同时，随着医疗研究不断发展并且变得越来越规范，研究者们注意到女性每月激素的波动会在试验里产生很难衡量的变量。在研究过程的每一个时间节点上，要确定女性处于月经周期的哪一个阶段都需要进行昂贵而耗时的检查，因此许多科学家选择完全忽略女性——无论是在人体试验还是在初期的动物试验中。

不要误解我的意思：我非常感激那些规章和指南的存在，让女性和儿童免遭临床试验的潜在并发症。人们不应该为了一种新药或新疗法的研发而遭受痛苦——特别是那些母亲和她们的孩子。然而让育龄女性处于"受保护的"地位却会产生不可预知的影响，使得绝大部分医疗研究都成了以男性为中心的。本是为了保护女性免遭临床试验的伤害，我们却让她们陷入了另一种危险。

由于普遍相信女性与男性的身体和系统本质上是一样的，最初这种以男性为中心的方式看起来是理所当然的。然而现在我们知道两者是不同的，显然，把一半人口排除在临床试验和药物安全测试之外不仅是一个坏主意，而且还可能很危险。

我们目前的医疗体系在各个层面都偏向于男性中心主义——从研究规划、基金支持和人体试验，到门诊和住院患者的诊疗实践，莫不如此。为了展示这一问题的全貌，我把它分解成不同的部分，来展示所有这些拼图如何一起构成了以男性为主导、以男性为中心的医疗模式。

- **启动**：每项研究都始于一个想法。一项研究要获得批准需要经过一系列机构委员会的审查。研究者不仅要证明自己的研究从医疗的角度来看是有价值的，而且还要证明它在实施过程中对人和动物的伤害非常小。依照《国家研究法》，育龄女性是"受保护的"对象（从某种程度上讲至今依然如此），因此每一位女性受试者都要接受妊娠测试，而大规模开展妊娠测试是昂贵而耗时的，另外女性受试者还需要接受教育以了解研究期间怀孕的风险。所以委员会倾向于批准那些只有男性受试者的项目，或建议把类似的研究方案用于男性受试者。事实上，2011年一项对联邦资助的随机对照临床试验的评估显示：只有37%的受试者是女性。不仅如此，64%的受检研究"没有特别说明不同性别人群的研究结果，也没有解释为什么在研究结论中忽略了性别因素的影响"。[1]

- **资助**：所有的研究都需要资金。资金可以从不同的渠道获得：医院、健康照护组织和大学之类的机构；政府部门；美国心脏协会或美国癌症协会之类的基金会；企业或个人捐助者。由于在临床试验中纳入女性受试者需要额外的费用，所以更"有效率"的男性模型研究就更容易获得资助。另外，基于资助者自己的性别，有些机构可能就是更倾向于选择有利于男性的研究。

• **发表**：研究完成之后需要在医疗杂志上发表以传播其结论。在发表之前需要经过编辑审核和同行评议。在这一领域，对男性的显性和隐性的偏倚可能同时存在。杂志编辑会有意无意地选择那些结果对他们来说重要或使他们感兴趣的研究，而大部分杂志编辑（在本书写作的时代）是男性。

• **教育**：研究在发表之后，会被用于教育医生、护士和其他医疗专业人士，为患者的诊疗决策提供信息。然而，这些研究所提供的信息总是被表述为同时适用于男性和女性，无论受试者中女性（如果有女性受试者的话）的比例如何，也无论研究结果是否把性别当成一个变量。

如你所见，我们的医疗研究从头至尾都是以男性范式为基础的。而在有着重要公共卫生意义的领域，数据一次又一次地显示女性的预后更差。

好消息是，研究过程有如此多的步骤，所以我们有许多地方可以改进。不过为了产生山崩效应<sup>*</sup>，我们需要同时在各个领域开展工作，从药物研发到医疗教育。

———————————

\* 山崩效应（landslide effect），由一系列连锁反应所产生的压倒性胜利。

# 我们当今的医疗现状

大部分时候，我都不是通过病历获得成功治疗患者所需的信息的。我需要亲自和他们交谈。

举例来说，罗西塔是因为慢性腹部和盆腔痛就诊的，如果不和她谈话，我不会知道她一生都饱受严重痛经的折磨。几年前，她向自己的家庭医生咨询之后，被诊断为经前综合征（premenstrual syndrome，简称 PMS）。医生建议她回家吃一些布洛芬，再用加热垫热敷休息。然而这种疼痛在每个月经周期都变得更严重。很快，罗西塔就不得不请一整天的假开车去急救中心以缓解疼痛，并祈祷能获得答案。但是每次她得到的答复都是一样的："我们也不确定你发生了什么，所以先回家休息，明天再去找你的初级保健医生。"每一次罗西塔都服从了，尽管她的直觉一直尖叫着说有什么地方不对劲。

而这个月，她的月经量比以前更多，疼痛严重到让她几乎无法走路。她在绝望中来到了急诊室。在和她谈话之后，我安排她进行了超声检查。

超声结果显示，罗西塔具备了所有子宫内膜异位症的特征。我建议她去找我的同事复诊，他是这方面的专家。探查手术证实了这一诊断，最终，确定罗西塔需要接受子宫全切术。

只看罗西塔的病历，我无法得出这个诊断，因为里面几乎没有相关的信息。我们以男性为中心的医疗体系并没有考虑到这些微妙的女性问题。我们用一些空泛的术语（比如经前综合征）来描述女性的症状，却没有一套体系来深究这些问题以便得出准确的诊断。事实上，女性确诊为子宫内膜异位症平均要花上七年的时间。[2]

在外行眼里，医疗的体系已经涵盖了每一个细节，然而事实并非如此。尽管我们拥有令人惊叹的技术和许多现代化的进展，许多诊断和治疗决策依然是非常主观的——在所受教育的基础上进行推测、提出假设和识别模式，偶尔则完全是靠老派的直觉——特别是在女性健康领域。在急诊室，我们经常开玩笑说："患者是不读教科书的。"意思是说他们很少表现得和教科书里描述的一模一样。

医生们花了四年时间在医学院学习，又用三到六年的时间做住院医师，就是为了学习如何把广博的人体知识用于实践，但有时我们依然会措手不及。比如有的患者因为咽痛来到急诊室，最后却需要做阑尾炎手术，像这样奇怪的故事我们每个人至少都经历过一次。

这并不意味着我们的教科书已经毫无用处了，只不过它们是依照历史上的普遍情况书写的，而如今情况已经发生了变化。大部分医疗教育所用的数据都搜集于 20 世纪 90 年代，那时患者只有出了"真正的问题"才会去看医生——这意味着他们的疾病已经发展到比较严重的地步，因此诊断变得显而易见。而现在的患者对自己的症状更为敏感，会因为一些轻微的不适而就诊。这很棒，因为很多致命的疾病得以在早期被发现。不过，这也让诊断变得复杂，因为很多疾病在早期会有类似的症状。举例来说，过去人们只有在出现非常明显的水痘时才会去急诊室（这是很容易诊断的），而如今他们在胳膊上刚出现一块小小的红斑时就会来就诊，这可能是水痘的早期表现，也可能是从毒葛皮炎到过敏反应的许多其他疾病所导致的。当我们把教科书上学到的诊断方法用于不明确的症状或早期阶段的疾病时，就会产生不确定性。

在把男性和女性躯体的诸多差异考虑进去之后，情况就更加复杂了。我们不能再忽略这样的事实：女性的每一个器官和系统，从大脑到骨骼、从新陈代谢到动脉和静脉，在生理学上都是独特的——因此女性也应该获得适合自己的、与男性不同的诊断、治疗和预防保健。然而，和我同时代的医生们在医学院里甚至没有一本关于这些的教科书，至少在我主编的教科书《急诊医学中的性与性别》出版之前没有。我们在学校学到的一切都基于以男性为中心的模式，学会的每一项操作技能也都是以男性为中心的。许多解剖书只使用男性模特，在讨论女性"部分"时则使用离体的乳房和盆腔模型。用于模拟教学的模型是男性的，通常情况下，只有孕妇模型才是女性。甚至我们的电子病历都使用男性模特的照片。在急诊室，当我们试图向女性说明女性的疼痛模式和疾病时，真的只能使用男性模特的照片。

在我们的医疗体系中，某些女性群体有着更高的风险。举例来说，很多药物临床试验和研究不纳入老年人，因为这些患者往往同时服用多种其他药物，这可能会影响研究结果。还有一些患者患有失智症或脑卒中，这让他们无法完成知情同意。然而，这部分人群恰恰是最可能使用试验中所涉及的药物或疗法的人群，这就使我们的研究结果有巨大的误差。

尽管有色人种女性具有独特的危险因素，但她们在研究中被忽视了，这使得她们在各个方面都要承受不良的后果。[3]我们将在第八章详细讨论这种不可接受的差异，不过为了目前的讨论，我们需要特别强调的是，在 2017 年，药物评估与研究中心批准了超过 45 种新药，这些药物在超过 6 万名受试者身上进行了研究，其中只有 7% 的受试者（无论性别）是黑人或非裔美国人，只有 14% 是西班牙裔。2016 年，《大西洋月刊》杂志上发表的一篇文章提到："自 1993 年以来，美国国家卫生研究院（National Institutes of Health，简称 NIH）所资助的呼吸系统疾病研究中，只有不到 5% 包含了对少数民族和种族的研究结果……国家癌症研究所资助的研究中只有不到 2% 的研究符合多样性标准。"[4]

正如前面提到的，孕妇完全被临床研究忽视了。事实上，她们常常被称为"治疗的孤儿"。当然，没人想再制造一起像沙利度胺那样的可怕事件——而且幸运的是，我们如今的知识和政策也绝不会允许这样的事情发生。不过同样不可接受的是，如今食品和药物监督管理局只批准了八种在妊娠期间使用的药物，它们针对的都是妊娠本身相关的病症（恶心、分娩并发症和疼痛）。孕妇也会生病，生病的女性也有可能怀孕——然而由于我们不愿意在孕妇身上进行研究，她们为了治病所服用的药物就带有未知的风险。是治疗她们严重甚至可能危及生命的疾病，还是保护她们胎儿的健康，女性不得不从中做出选择。这不仅从人性的角度看是不可接受的，而且也将女性置于不可预知的并发症风险中，这正是我们之前极力想要避免的。即使是泰诺这种被认为在妊娠和哺乳期间唯一"安全"的止痛药，也从来没有在孕妇身上进行过对照研究。唯一的区别在于，由于大部分药物没有进行过临床研究，所以女性只能自己承担药物不良反应所带来的风险（和责难），她们所服用的治疗哮喘、高血压、抑郁症、焦虑症或癫痫发作的药物可能会对胎儿构成风险，而她们对此一无所知。

事实是，尽管在过去40年中我们取得了许多科学上的进步，但在健康领域里女性的预后与男性相比依然更差，而有色人种女性的预后比白人女性更差。总的来说，在很多疾病上，女性得到治疗的可能性都低于男性——比如败血症、心肌梗死、脑卒中、心律失常。甚至在一些女性特有的疾病上，比如子宫内膜异位症和纤维肌痛之类的慢性疼痛疾病，女性都很难得到恰当的诊断与治疗。对于疼痛这个伟大的调谐者，女性获得正确治疗的可能性也更小。

对于那些想要帮助患者的医生来说，缺乏随手可得的信息和教育是令人沮丧的。我曾经创造过一个术语"未诊断的女性疾病"——或称"UWD"——来涵盖现今的工具无法帮助我们诊断和治疗的许多病例。玛雅·杜森贝里在她的《伤害》一书中，将这种对女性医疗问题缺乏理解的状况称为"医疗上无法解释的症状"。国家卫生研究院女性健康研究办公室称，关于女性存在"三个不足"：研究不足，诊断不足，治疗不足。

如果你感觉这其中有一个共同的主题，那么你的感觉是对的。在健康照护的每一个领域，相比于男性，女性都缺乏研究，缺乏理解，也缺乏关照。

问题在于，很多医生不满足于"UWD"这样模糊的诊断。他们想要给出现的问题起个名字，他们的患者也想要知道答案。于是他们就把当时看起来最合理的假设当成了默认的诊断，即便那并不是最合适的诊断，只解释了一部分临床情况。这个诊断通常是某种"综合征"，像是能把许多病因不明的症状放在一起的废纸篓。

罗西塔所得到的经前综合征的诊断就是一个绝佳的例子。经前综合征是和月经相关却又病因不明的一组症状。在进行一系列的有创检查之前，这是她的医生所能得到的最接近的假设了，于是这就成了她的诊断结果。

为了获得准确的诊断和拯救生命的治疗，女性通常需要说服她的医生有些地方确实出了问题（尽管之前的诊断并非如此）。患有微血管性心绞痛的女性负荷试验的结果可能是正常的，但仍会遭受反复发作的严重胸痛；这些女性可能在一周后死于心脏病发作，然而她们的病历上却没有任何地方显示出她们有这样的风险。脑卒中的女性可以表现为头疼和眩晕而没有典型的（也即男性模式的）口眼歪斜和肢体无力。由于医生不知道如何识别女性模式的症状，脑卒中的女性经常得不到诸如 tPA（一种强大的溶栓药物）这样必要的治疗方式。[5]患有肺癌和卵巢癌（女性的两大癌症杀手，都比乳腺癌更致命）的女性可能很少有什么明显的症状，直到疾病的晚期，而这时癌细胞已经发生了转移。[6]整个过程中，没有机会获得女性特有信息的医生，都无法做出正确的诊断，治疗的方向一直是错误的——或者更糟糕的是，把她们的症状归结为"脑海中的臆想"。

这不仅表明我们没有能力正确地诊断女性的身体疾病，而且也反映出女性在我们的医疗体系中所面临的性别和文化偏见——不仅来自男性医生，也来自女性医生。对女性疼痛体验的认知以及在院内和院外对女性疼痛的处理都存在着很大的问题。有色人种女性的疼痛甚至更容易被忽视。一项研究发现："非裔和西班牙裔美国人获得各种止痛药的可能性都低于白人患者，即便她们有更高的疼痛评分，她们得到的止痛药剂量也往往更低。"[7]

女性在报告她们的症状时，更容易得到精神疾病的诊断，不管她们的症状性质如何。正如一些作者注意到的那样，"hysteria"（歇斯底里）一词源自古希腊语中的 hystera（子宫）。尽管歇斯底里作为一种正式的诊断已经成为过去（谢天谢地），但在医疗文化中，仍然普遍存在着一种下意识的观念，认为女性容易出现不合逻辑、不可理喻的情感爆发。于是，女性在表达她们的疼痛和不适时往往得不到严肃的对待，因为人们觉得她们的症状不太可能是躯体疾病所致。

鉴于我们已经知道男女之间存在着各种差异，人们可能会认为，在诊断和治疗女性疾病时，应该至少有一套通用的流程和标准供医疗专业人士使用。然而不幸的是，事实并非如此。大部分药物的试验、测试和研究都仅在男性身上进行（很多情况下仍将继续如此）。我们的检查和治疗方案是基于对男性模式症状的识别。我们新的临床试验所依据的基础研究，也依然是以男性为中心、由男性主导的。医学界的大部分人依然认为，除了性器官之外，男女在生物学上是相同的，尽管已经有越来越多的证据证明事实并非如此。

文化和流程上的偏见以及科学研究中对男性受试者的依赖，使得我们如今的医疗体系以男性为中心。很少有从业者能够意识到如今这个体系是在不合逻辑以及科学上不平等的情形下建立的，他们只是遵照这个体系的规则行事。这就使得那些疾病规律与临床表现不符合男性模式的女性得到不恰当的、低劣的甚至有害的医疗服务的风险增加了。

这是一个天大的问题，也是我每天奋斗不息想要解决的问题。

在我作为急诊医疗专家、教育者和研究者的职业生涯中，我注意到在六个关键的领域里，男性和女性在生物学、生物化学和生物心理学上的差异会使得诊断、检查、治疗发生明显的、可能造成危害的错误，无论是在急诊室还是其他地方。这些领域包括：

- 女性心脏病和脑卒中的诊断与治疗
- 药品的处方与剂量
- 女性症状的主观评估（包括心理疾病诊断的作用）
- 疼痛与疼痛管理
- 激素与女性生物化学（包括处方激素）
- 性别、文化与社会习俗，包括性少数群体（LGBTQ）/跨性别者相关问题

在本书的第二部分，你将了解到更多关于这六个主要领域里女性一直面临的误诊、治疗不充分和预后不良的状况。每一章不仅包括一个让人印象深刻的故事和对特定疾病的讨论，还包括潜在症状、报警信号、特别针对女性的治疗选择

等关键信息，这些信息能使你更好地与医生沟通，提高你获得正确的、可能拯救生命的诊治的机会。

看完本书之后，你将获得全部所需的信息，使你可以用自信而清晰的方式与医生展开新的对话。

虽然医疗每天都在进步，但在医疗的进步跟上科学的发展之前，你需要发挥更积极的作用为自己和你所爱的人争取权益。只有通过这种方式你才能对自己接受的医疗服务产生直接的影响，获得直接的收益。

换句话说，是时候进行我们的女性健康革命了。

# 重点——你要获取的关键信息

• 医学界的每一个领域都以各种方式逐渐变成了以男性为中心的模式。

• 在许多具有重要公共卫生意义的领域，女性都面临得不到充分的服务、研究、诊断和治疗的问题——包括心脏疾病、脑卒中、癌症和疼痛疾病，以及女性特有的疾病。如果你是一名女性，你被误诊、接受不恰当的治疗、因为常见的医疗问题产生并发症的风险都会增加。

• 临床和药物研究中缺乏女性受试者，大部分临床试验没有把性别差异作为一个变量来考虑。

• 一些女性群体——比如孕妇、老年人和有色人种——比一般女性群体更缺乏研究，因此预后明显更差。

• 医生经常缺乏必要的工具来诊断常见疾病在女性患者身上的表现。

第二部分

# 当代女性健康的六大主题

第三章

# 女性的心脏（和大脑）以不同的方式崩溃

　　急诊室中最富戏剧性的时刻往往在心脏病患者来诊时出现。

　　通常，那就是你会在电视剧中看到的情景：一个中老年男性瘫软在担架上，一名急救员跨在他身上做着心外按压，而护士们则推着他通过急诊室的大门。不过，对于女性来说，情况则截然不同。

　　几年前的一天深夜，一名女性被用担架送来。她面色苍白、大汗淋漓、呼吸急促——所有这些都是速发型肺水肿或突发心力衰竭的表现。她比我预期会出现这些症状的患者年轻——大概50多岁——尽管稍微有点超重，但并不算肥胖。跟随救护车一起来到急诊室的朋友告诉接诊人员说，我的患者是在普罗维登斯一家时髦餐厅吃晚饭时突然虚脱的。

　　这位名叫莎琳的患者在入院并且情况稳定住之后，就被送去做心导管检查。于是我有时间和她的朋友聊几句，她的朋友正蜷缩在等候区的椅子上。

"我不知道发生了什么,"这位朋友啜泣着说,"前一分钟她还好好的,下一刻她就瘫倒了!"

"在此之前莎琳有任何心脏问题吗?"我问道。她的病历上除了焦虑症的诊断之外一无所有,但鉴于女性心脏病被误诊的情况十分普遍,我总是想了解故事的另一面。

"据我所知没有,"她的朋友回答说,"她很健康!她每天都锻炼。"

"最近她生活中发生了什么应激事件吗?"

"嗯,她的丈夫几周前去世了。这完全出乎意料。她有两个孩子在上大学,还有一个没有成年。这让她悲痛欲绝。"她的朋友又一次垂泪,"我只是想带她出去吃顿晚饭散散心!"

我非常同情她——还有未来突然充满了不确定性的莎琳。

聊完之后我请助手安顿好这位朋友,然后打电话给导管室。"你们做完血管造影了吗?"我问,"我觉得这是一例章鱼壶综合征(takotsubo)。"

章鱼壶综合征又称"应激性心肌病"或"心碎综合征",主要见于女性。在发生应激或创伤事件后,体内的儿茶酚胺(也就是所谓的"战斗或逃跑"激素)水平明显升高。突然之间,左心室会发生顿抑,呈球样向外扩张,整个心脏无法正常搏动。通常,患者会发生剧烈的、心绞痛样的胸痛,有些时候,患者会完全"崩溃"。

"章鱼壶"一词来源于日语中的 tako-tsubo，意思是"捕捉章鱼用的壶"，在发生这种疾病的时候，膨胀的左心室会使得心脏呈现出这种独特的捕鱼壶的形状。

在莎琳的病例中，失去丈夫所带来的悲恸和应激使得她的应激激素水平飙升。值得庆幸的是，章鱼壶综合征是一过性的，通过恰当的支持治疗和药物，患者通常会在数天到数周内痊愈。然而，如果不解决造成应激的根本原因，患有章鱼壶综合征的女性在未来有再次发生心力衰竭的风险。

莎琳没有再回到急诊室，而是被送到了总院的一间病房接受支持治疗和观察。我希望她不仅能从突发心力衰竭中恢复，还能找到办法从失去丈夫的伤痛中走出来。我希望她能在痊愈后去陪伴她的孩子们。

这是我在急诊室工作的困难之处。我的工作是解决当下紧急的问题，然后把我的患者送到可以长期照顾他们的专家那里。我能够弄清关于疾病的事情，但并不总是包括治疗结果的完整故事。

莎琳的病例让我久久不能忘怀，其中很大一部分原因是她焦虑症的诊断。女性心脏病和焦虑症的诊断有很大的重叠。章鱼壶综合征尤其对患有焦虑症的女性打击更大。一项小型的研究显示："与对照组相比，章鱼壶综合征患者更不幸福、更神经质、更抑郁，也更焦虑。"[1]

这一结果对我来说合情合理。显然，先前患有焦虑症的女性更容易患上一种由极端应激激素水平诱发的疾病。不过其他心脏疾病又如何呢？焦虑症是不是潜在的病因，或者仅仅是以男性为中心的医疗模式不理解女性慢性的、隐匿性的心脏疾病的表现而给出的默认诊断？

## 我们真的了解女性心脏病吗？

女性很少像男性那样表现出教科书般经典的心脏病症状，然而她们却更可能死于心脏事件。实际上，发表于《美国心脏协会杂志》的一项研究显示，她们死于严重心脏病发作的风险高达男性的三倍。[2] 这是一个令人难以置信的统计数据——尤其是当你考虑到人们普遍认为心脏病是一种"男性疾病"时。

更重要的是，根据疾病预防与控制中心的报道，因为心脏病（或心脏病样症状）猝死的女性中有 64% 先前没有症状。[3] 我对这一数据本身没有异议，不过"先前没有症状"并不意味着之前没有预警信号，这只是意味着这些女性没有符合男性心脏病模式的症状。

一般来说，我们都知道女性不太可能有"典型的"心脏病发作——也就是表现为急性胸痛伴左臂疼痛这一经典症状的心肌梗死（这种症状常见于男性，因此又被称为"寡妇制造者"）。事实上，女性心脏病发作时更可能把自己的症状描述为"胸部不适"，这可能是一种模糊的疼痛、压迫感或"仅仅是一种奇怪的感觉"，而不是教科书般的"犹如大象坐在我胸口"。与男性相比，她们也更可能表现出一系列其他症状，比如：气短、异常疲惫（有时出现于心脏病发生前的几天或几周）、恶心、消化系统症状甚至"脑雾"。无论是单独出现还是一起发生，这些症状都不会让女性警觉到认为是"心脏病发作"，因为她们也同样预期自己会表现出标准的男性模式的心脏病症状！

通常，当女性最终决定拨打911或自己开车去急诊室时，她们也没有得到恰当的处理。救护车往往没有在第一时间把患者送到医院，这也许是因为急救员们没有识别出症状或其紧迫性，又或许是女性自己淡化了发生的一切——我们不得而知。女性到达医院之后，往往也没有被及时接诊，因为她们看起来不像是需要优先考虑的患者。血管造影、血管成形术、心导管检查、负荷试验／心电图等诊断检查都是为男性模式的疾病设计的，因此经常会得到阴性或不确定的结果。她们可能会被告知胸部的压迫感是由于骨骼肌肉的问题，或者仅仅是一次非常严重的惊恐发作，她们应该回家休息，因为她们的心脏没有问题。然而，不管是什么原因导致了延误，女性从首次出现心脏病症状到接受正确的治疗之间的时间间隔越长，其预后就越差。

为了帮助女性获得自己需要且应得的治疗，我们需要学会识别女性模式的疾病症状。

我们需要了解的第一件事是：女性心脏"崩溃"的方式与男性不同。女性心脏病并不表现为教科书模式的大血管阻塞（这可以通过置入支架或外科手术来解决），而是表现得更为弥漫。男性的斑块堆积在血管中最终破裂（导致心肌梗死或类似的事件），而女性的斑块则侵蚀血管，造成血管僵硬缺乏弹性。在进行血管造影时，我们可能不会在女性患者中看到典型的血栓形成，因为斑块已经侵蚀进血管内膜中。由于在造影中没有发现血栓形成，医生认为血管疾病的可能性很小，甚至完全排除了这一诊断，而事实上，这只是女性特有的不同的疾病表现方式。于是女性在另一个阶段又经历了误诊和治疗的延迟。

冠状动脉微血管功能障碍——又被称为"微血管疾病"或"小血管疾病"——是一种心脏周围小血管损伤或功能障碍的疾病，会限制进出心脏的血流，导致心肌的痉挛和应激。女性远比男性更容易患有微血管疾病，这可能是因为女性的血管更细因此更容易损伤。这一疾病诊断起来非常困难，因为我们标准的检查方法（血管造影或心电图）不是为了诊断它而设计的，也没有多少关于如何治疗它的研究，仅有的药物是典型的降压药和降脂药。所以我们不得不用仅有的手段来治疗它，然后静观其变。

这种无知的结果就是很多女性直到严重的心脏病发作才

知道自己患有这种危险的疾病——有时甚至到了那时都不知道，正如我们在前面的讨论中看到的那样。妙佑诊所的心血管病教授薛伦·海斯博士（MD*）在接受兰迪·杨访谈时指出："有些患有微血管疾病的女性发生心绞痛时认为自己一定是疯了，应该去看心理专家，因为医生说她们没有任何问题。无知已经达到如此严重的程度，以至于这些女性不仅没有获得充分的治疗，而且没有获得充分的信任。"[4]

不过希望依然存在。芭芭拉·史翠珊女性心脏中心的主任 C. 诺埃尔·柏瑞·默茨博士（MD）正引领着一场改变女性心脏健康照护和研究的变革。她的研究聚焦在为胸痛但没有明显动脉阻塞的患者建立诊所内的诊疗方案，探索雌激素水平和心脏疾病的关系，鼓励更多的女性参加临床试验。她的临床试验已经发现，在诊断冠状动脉微血管功能障碍方面，磁共振成像（MRI）负荷试验优于传统的血管造影或心电图检查。我们希望这一点可以很快被纳入全国范围的诊疗常规，成为能够拯救女性心脏病患者生命的诊断策略。

巴斯玛·萨夫达尔博士（MD）是一名急诊科医生，她也

---

* 美国的医学学位体系较为复杂，MD（Doctor of Medicine）特指医学教育专业学位，持有者可申请从医资格，另有后文提及的 DO（Doctor of Osteopathic Medicine）也属此类；PhD（Doctor of Philosophy）学位持有者一般从事医学理论实验和研究，另需具有 MD 等医学教育专业学位方可申请从医资格；Dr（Doctor）可通称各领域的博士。为便于读者理解，本书统一称呼此类学位持有者为"博士"，并标注相关学位名称缩写。

致力于为那些因为胸痛反复就诊于急诊但负荷试验和血管造影正常的女性服务。她使用正电子发射断层扫描来研究冠状动脉微血管功能，这种技术可以显示器官或血管的重要代谢改变，精确到细胞水平。在检查复发性胸痛与冠状动脉微血管功能障碍的关系时，可以发现其他一些在女性中更常见的疾病与血管功能障碍的关系，比如肾衰竭、肥胖症、睡眠障碍、失智症和糖尿病。萨夫达尔博士能让女性在发生致命的心脏事件之前就得到所需的治疗，她告诉我说：

> 在与许多长期胸痛的女性交谈之后，现在我相信识别心脏小血管疾病至关重要。这不仅验证了那些长期遭受痛苦的患者的症状，使我们能够得出正确的诊断，从而开始正确的治疗，更重要的是让我们意识到患者有多器官系统衰竭的风险，因为小血管疾病不局限于心脏，其他器官比如大脑或肾脏出现疾病的迹象只是时间的问题。我们需要采取措施尽早识别这种致残的疾病，并想办法延缓它的发作进程。

## 女性有独特的心脏病危险因素

女性心脏病不仅症状和表现与男性不同，而且也有不同的危险因素。

虽然高血压、高胆固醇血症、糖尿病、肥胖症和吸烟等传统的危险因素和女性心脏病相关，但女性与男性的生理差异依然值得广泛的研究。例如，我们知道传统的危险因素对男性和女性有不同的"权重"：从统计学上看，吸烟在女性中是更大的危险因素，而高血压在男性中是更大的危险因素。我们不知道的是，激素水平、体脂分布、代谢等因素如何影响和预告女性心脏病。

还有一些女性特有的危险因素最近才有文献报道。研究者最近发现先兆子痫、子痫、宫内生长迟缓、妊娠糖尿病等围产期[*]和产后并发症与心脏病相关；在妊娠期出现这些问题的女性有更高的全身炎症水平，这使得她们患冠心病的风险更高。[5]

由于炎症与微血管疾病之间存在关联，像类风湿关节炎这样的自身免疫疾病也被认为是女性心脏病的相关危险因素。在 2017 年发表的一篇论文中，克利夫兰心脏实验室发现："这一过程并不仅限于关节。炎症会损伤全身各个系统，包括皮肤、眼睛、肺和心脏。举例来说，炎症会使得动脉狭窄、血压升高并减少心脏的供血。难怪类风湿关节炎患者心脏病发作的风险会增加 50%，而心力衰竭的风险增加一倍，发生外周血管疾病的风险也更高。"[6]一篇发表在《自然综述：风湿病学》上的研究综述提供了另一项令人震惊的统计数据：类

---

[*] 围产期（perinatal period），怀孕 28 周至产后 1 周这段时间。

风湿关节炎患者中，50%的过早死亡是由心血管疾病引起的，而75%~78%的类风湿关节炎患者是女性。[7]

在我写作本书时，美国心脏协会已经更新了他们的临床实践指南以包含上述部分信息。然而，女性特有的危险因素以及不同的危险因素权重，还有女性常见的症状并没有被包括在内。事实上，除了妊娠并发症的那一小块内容之外，指南中几乎没有涉及性与性别差异的内容。这是一个很大的问题。

没有合适的检查来识别诸如微血管功能障碍这样的女性特有的心脏疾病，医生就只能对患者说："你的血管造影是正常的，所以……也许你的问题就是焦虑症。"

换句话说，女性们会再一次听到："这都是你的心理问题。"

## 焦虑症使得女性心脏病的诊断更为复杂

还有一个问题是焦虑症，这是美国女性诊断率第二高的精神疾病。[8]严重惊恐发作和真正的心脏事件乍一看非常相似。我常常想，这些被诊断为焦虑症又经历了致命心脏病发作的女性中有多少实际上患有冠状动脉微血管功能障碍或其他心脏病，但从来没有被诊断出来。目前我们无法确切地回答这个问题，因为相关的数据还没有被收集起来。

目前可以确定的是，焦虑症患者更容易出现心脏病发作——而女性患有焦虑症的风险是男性的两倍以上。[9]事实上，荷兰蒂尔堡大学的一项研究综合了 25 万患者的数据，发现经常焦虑症发作的人患冠心病的风险会增加 26%，死于心脏病的风险会增加 48%。来自瑞典的另一项研究显示，焦虑症使心脏病发作的风险增加了一倍。[10]

那么问题来了，女性是因为焦虑症而患上心脏病，还是因为她们的心脏病引起类似焦虑症的症状而被误诊？

随着我们对女性心脏病的认识不断深入，我希望我们可以确切地回答这些问题，并创造出新的流程和评估工具应用于早期诊断表现独特的女性心脏病并给予有效的治疗。不幸的是，专门用于诊断微血管疾病的检查还在研发中，尚不能用于临床——不过多亏了我的同事 C.诺埃尔·柏瑞·默茨博士和巴斯玛·萨夫达尔博士所做的工作，这些检查在未来的几年里将成为急诊室的常规项目。

然而，与此同时，我建议所有患有焦虑症的女性，如果出现或出现过类似心脏病发作的症状（惊恐发作、气短、胸痛等等），都要进行全面的心脏检查，包括：

• 心电图

• 血液炎症指标

• 全面评估传统的和非传统的危险因素并加以控制

• 如果危险因素评估提示症状来源于心脏则进行负荷试

验（如果你觉得症状和心脏相关就直接要求进行负荷试验）

这些会帮助你和你的医生搞清楚究竟是焦虑症引起了你的症状还是心脏病引起了你的焦虑症。

最后，最重要的是记住，医学界所有的诊疗流程都有一些格式塔 * 的成分——也就是说，医生要整合各种信息并加入自己的判断来形成一个理论以解释患者的全貌。即便在最严格的心脏疾病处理方案中，医生也有余地质疑患者的表现究竟是不是心脏病发作。有专业判断的空间是一件好事，但另一方面也给无意识的偏见留下了空间。

从这个角度来看，焦虑症就是格式塔中的陷阱。在我们的社会中，焦虑症被污名化了，与其他人比起来，患有焦虑症的人经常被描绘成天性软弱或不够客观。当一名医生无法解释女性的症状也不了解女性心脏病表现与男性的差异的全部信息时，焦虑症往往就成了最容易得出的诊断——即便它并不是故事的全部。

在第五章中，我们将进一步讨论焦虑症被过度诊断的问题，不过现在，我建议你要相信自己，不要轻视自己的症状也不要质疑自己的第一感觉。

---

* 格式塔，德文 Gestalt 的音译，指"动态的整体"，格式塔学派是心理学重要流派，该学派认为，人类对某一事物的感知并不是其各个元素的简单组合，而是一种整体的经验和印象，即"整体大于部分之和"。

我曾经为我所有的女性学生举办过一次讲座，我称之为"停止道歉"。女性对所有事都说"我很抱歉"，即便她们没有什么可道歉的。如果你正受到焦虑症的折磨，同时又有我们讨论过的心脏病症状，请停止为你的症状道歉，去寻求你需要的医疗服务。

第一步是与你的医生进行一场坦诚的对话。你可以这样说："我觉得这一次和我平时的焦虑症发作不同。这些症状有没有其他可能的解释？"或者说："我以前有过惊恐发作，但是这一次不一样。我们能不能讨论一下负荷试验是否适合我？"这种类型的提问能够开启你和医生的对话，了解她/他的想法，以及为什么她/他会对你的症状下这样的结论。

要做到坦诚、清晰并且尽可能地详尽。记住，你的医生不一定了解你所有的病史信息（特别是当你在多个医生那里就诊时）。你可以考虑把自己的病史整理成"考前笔记"，包括你所服用的药物、既往病史、手术史、甚至正在服用的维生素和草本片剂。然后让你的医生将其与你的病历进行对比，并解释为什么你觉得自己的症状不是通常的焦虑症发作或应激相关症状。

如果你觉得自己需要一些支持或者不确定该问什么问题，可以考虑让朋友或亲戚陪你去。他们可能会更客观或者提出一些你没有想到的问题。

你能为自己的心脏所做的最有用的事就是开始一场谈话。

## 女性心脏病患者没有得到和男性一样的治疗

现在我们知道了为什么女性心脏病的表现与男性不同，以及为什么目前的检查和诊断流程更难诊断出女性心脏病。不过那些已经知道自己患有心脏病的女性又如何呢？她们是不是预后较好的幸运儿？

遗憾的是，答案是否定的。我们以男性为中心的医疗模式也辜负了她们。

还记得第一章里的朱莉吗？我也希望自己可以说她因为动脉闭塞被反复误诊而差点丧命的情况是不寻常的，然而事实并非如此。全美国的急诊室和医生的办公室里每天都会发生类似这样的病例。朱莉的病例之所以值得关注是因为她的来诊症状其实符合"典型"的男性模式。只不过没人想到65岁男性的典型症状会表现在32岁女性的躯体上。

世界心脏联盟的数据显示，即便女性表现出和男性一样的或相似的症状，他们也不太可能接受和男性一样的诊断检查，因此她们的心脏疾病在初诊时有50%以上的可能性被误诊（通常会得到一个焦虑症的诊断！）。[11]不仅如此，女性接受搭桥手术、支架置入或其他清除动脉阻塞操作的可能性比男性低34%，接受阿司匹林治疗的可能性比男性低16%，接受他汀类药物（降脂药物）的可能性比男性低24%，尽管操作和用药指南认为这些治疗手段对男女同样有效。这一研究还显示，当这种治疗上的差距被缩小时，女性的死亡率得到了极大的改善，达到了和男性接近的水平。

另外一项针对射血分数降低型心力衰竭（heart failure with reduced ejection fraction，简称 HFrEF）的研究得出了十分明确的结论："尽管患有 HFrEF 的女性比男性寿命更长，但她们在额外生存的时间中生活质量更差，自我报告的心理和生理伤残更严重。尚不知道 HFrEF 患者为什么会有这种性别相关的差异，也不清楚医生们是否认识到了这一点。与男性相比，女性仍在继续接受不够理想的治疗，而对这一不足并没有合理的解释。"[12]

简而言之，女性并没有获得和男性一样的治疗或同等质量的医疗服务。尽管这种差异已经广为人知并被记录在案，但似乎没有人知道为什么这样的事情会不断发生。

其中一部分问题是，研究者们并没有得到充分的教育，没有认识到性别差异是危险因素和女性疾病模式中的关键变量。他们只是单纯地认为心脏就是心脏，适用于男性的结果和统计数据也同样适用于女性。

我在 2015 年美国哥伦比亚广播公司的一档早间节目中看到过这种误解的一个绝佳例子。一位知名的医生正在评论一项研究，这项研究显示中年男性心脏健康状况良好（通过心电图／负荷试验确定），不仅预示着未来 10 年内较低的心脏病死亡率，也预示着较低的肺癌和结直肠癌风险。当被问及这项研究是否也纳入了女性时，他回答说："这项研究恰好只研究了男性。人们可以假设女性也会有类似的结果，（只不过）针对女性的研究还没有公布或得到关注。"[13] 这位知名的医生显然也不知道，有严重心脏事件风险的女性负荷试验的结果依然可以是"正常的"。

只纳入男性受试者的研究结果被随意地用于女性，这本应令人震惊——然而在医学界类似的事情每天都在发生。此外，让公众以为负荷试验是未来健康的重要预测指标不仅是错误的，而且很危险。

如果你想说："不过这是好几年前的事了！"那么相信我，类似的事情依然在发生。我最近读到一篇发表在《美国医学会杂志（JAMA）心脏病学子刊》上的论文，详细描述了一项为期15年的探讨心脏病与运动之间关系的研究。[14] 这项研究也被《纽约时报》引用，文中提到："研究者们研究了21758名男性的病历记录，他们大部分是50多岁的年纪。（研究没有纳入女性，但计划在随后的研究中纳入。）"[15]

我只能摇摇头自问：为什么女性总是事后才被想起？

对女性及其心脏病症状的误解也会影响到女性心脏病如何、何时、在何种程度上被治疗。医院里的胸痛中心如何运作就是一个极好的例子。

胸痛中心是医院中的一个部门，正如其名，有胸痛症状（或其他与心脏事件相关的典型症状）的患者会被送到这里接受观察和进一步检查。如果你来诊的症状有可能是心脏病发作，但急诊室的医生并不确定你是否真的是心脏病发作，你就会被送到胸痛中心待上 24 小时左右。你会反复接受血液和心电图检查，也许还会进行负荷试验。如果结果明显有问题，你会被送到心脏病房，否则，你会被打发回家。

表面上看，胸痛中心为那些可能有严重心脏事件但不一定立刻发生危险或症状不典型的患者提供了一张安全网。然而，如果你看一看谁有资格被送到胸痛中心，就会很容易地发现整个系统和相关流程都是建立在以男性为中心的医疗模式上的。

尽管男性和女性在心脏病发作时都有可能表现为胸痛，但也有一群人没有胸痛。这一群人中确实包括男性，但从统计学上看，大部分为女性。无论男性还是女性，没有胸痛这一关键症状的心脏病发作患者预后往往更差，因为他们通常会经历诊断和治疗的延误。

在涉及把谁送到胸痛中心接受进一步检查和观察时，有几个指标会影响急诊医生的决定：血心肌酶水平、心电图结果和其他危险因素（而我们知道其中许多因素并不能准确预测女性心脏病发作）。另外还有一个整体印象，就是说医生会自问："你觉得这个患者的症状是心脏病所致的可能性有多大？"这种主观的判断往往会引发错误与疏忽。毕竟医生也是凡人。

男性和女性心脏病发作模式的不同意味着女性更不可能被送到胸痛中心，更有可能被打发回家而得不到进一步的干预。这些观察和检测的流程就不是为了发现女性模式的症状而设计的——因此，即便是心脏马上就要发生危险的女性也有可能得不到诊断，只能带着不确定的检查结果被打发回家。

我和我的同事埃斯特·K.乔博士（MD）、安东尼·M.纳波利博士（MD）一起开展了一项胸痛中心住院患者的研究。我们发现，"在诊断急性心血管疾病时，医生的性别会影响检查手段的应用"。[16] 举例来说，即便均衡了其他临床变量，男性医生对女性患者使用负荷试验的可能性也更小。这表明，不同性别的医生诊断决策的差异可能和男性医生与女性患者的沟通有关。

心脏病专家是胸痛中心患者决策列车的最后一站，他们是决定患者是留下接受进一步检查还是回家的人。由于这种决策很大程度上是主观的，这就给固有的偏见——或者对女性模式心脏病的认识的缺乏——留下了空间，从而造成女性心脏病发作或心功能不全被忽视、误诊，得不到充足治疗的现状。[17]

造成女性心脏病患者预后更差的最后一个因素是她们在心脏病发作之后接受的治疗。兰迪·杨在她的文章《女性心脏健康之路》中写道："根据美国心脏协会对女性急性心肌梗死患者的科学声明，'尽管是否接受康复治疗是急性心肌梗死后照护质量的考核指标，但在过去的 30 年中有 80% 符合康复标准的女性没有得到康复治疗'。"[18] 即便是那些接受了康复治疗的女性，她们所得到的治疗也不如男性得到的全面。

## 女性心脏病没有像男性心脏病那样被研究

尽管心脏病是女性的头号杀手，但在大规模心脏病临床试验中，女性受试者却没有占到相应的比例。事实上，平均来说只有 30% 的心脏病临床试验受试者是女性。而即便是那些纳入较多女性受试者的研究，也几乎很少有研究针对性别做专门的分析——所以纳入了更多女性并不意味着我们获得了更多或更准确的信息。我们所获得的信息被用于巩固男性为中心的心脏病诊疗模式，而不是去颠覆它。

这里有一个绝佳的例子。当一位心脏骤停的男性被送到急诊室时，通常会出现本章开头我所描述的场景。急救员们在做着心肺复苏，周围的每个人都匆匆忙忙的，一旦这位患者被推进诊室，就会被"电击"以恢复正常心律。（我们现在已经不再使用你在电视剧里看到的那种电极板，也不会在除颤之前戏剧性地倒计时，不过你能想象那个画面。）

大多数人不知道的是，心脏骤停的男性更可能表现为我们称之为心室颤动或室颤的模式。发生这种心律失常时，心脏会"颤抖"而不是搏动，这会导致意识丧失、脉搏微弱或消失。室颤同时也是一种可以"除颤"的心律,就是说对心肌进行电击通常可以"重置"控制心室的电活动,从而使心跳再次恢复正常。

　　一项研究发现,如果你能让室颤的患者恢复正常心跳,那么给患者降温有助于减少炎症并在康复的过程中保护大脑。[19]这就是说你在低体温时会比过热时活得更久;体温越低,你的身体用于代谢的能量就越低。所以当我们通过冷却垫或静脉装置给室颤患者降温时,他们经历了短时间缺血的大脑和其他重要器官在苏醒后发生损伤的可能性更小(或损伤的程度较轻)。

　　显然,这是一个非常令人激动的发现,全国各地的医院马上把这一简单的冷却操作付诸实践。然而我立刻注意到一个重要的问题,这项研究只针对室颤患者——而他们大部分恰好是男性。

　　女性发生心脏骤停时更多地表现为无脉电活动(pulseless electrical activity,简称 PEA)或心搏停止,即心跳完全停止,心电图呈"直线"。不管电视剧里怎么表现,这种情况是不能除颤的。除非心脏自发地恢复跳动(偶然情况下这确实会发生),否则我们的治疗手段只有肾上腺素和老式的心肺复苏。

　　关于我们以男性为中心的思路如何创造了一种针对男性的新疗法却没有惠及女性,这只是其中一个例子。室颤患者确实有更好的预后,所以从研究设计的角度来看,他们比PEA 患者更适合用于评估这种神经保护措施。从临床和伦理的角度来看，研究可以产生更大影响的问题是合理的，这是很好的研究设计。

问题不在于研究者选择了研究室颤，而在于尽管这项研究对拯救生命具有重大的意义，但由于所研究情况的性质，其中女性受试者的比例很小。在临床实践中，类似这样的研究会增加我治疗室颤患者的选择，但没有给我额外的手段来治疗女性心脏骤停患者，因为上述技术并没有被批准用于非室颤的患者。

目前有一项针对"不可除颤"的心跳骤停患者进行冷却治疗的研究，可能会在很大程度上解决上述问题——但研究结果被纳入急诊 PEA 患者治疗流程还需要很多年。类似这样的事情非常普遍。研究首先依照男性模式开展，"后续"研究再把同样的治疗、操作应用于女性。但是等这些后续研究被批准进行时，许多女性已经失去了可能拯救生命的机会。

还有一个问题是普遍存在的传统排除标准。正如我在第二章中提到的，当我们审视以男性为中心的医学发展历程时，会发现育龄女性想要参与临床试验就必须经常接受妊娠检查，人们总是担心她们在临床试验期间会怀孕。[20] 最近，一位受邀在布朗大学演讲的急诊医生和研究者直接向我承认，他所在的医院在进行急诊相关的研究时会把女性患者排除在外，因为他们不想耗费时间和费用进行妊娠试验。这强调了一个事实，在某些临床情况下，女性身体被当成有效研究的阻碍，而不是研究整个人群时必须考虑的因素。

# 脑卒中：另一个杀手

脑卒中和心脏病一样，是一种与血流有关的致命疾病——只不过在这里我们关注的是流向大脑而不是心脏的血流。

和心脏病一样，女性脑卒中有独特的危险因素和临床表现，很少和男性模式重叠。发生脑卒中时，男性通常表现为突然失去身体一侧的功能。他们可能会出现眼睑下垂、言语不清和肢体麻木——通常我们会把这些和脑卒中联系起来。而另一方面，女性则会表现为和偏头痛类似的头痛、意识或情感状态的突然改变——除非她的医生知道要关注的是什么，否则她们很可能被误诊或完全漏诊。

最近在急诊室就发生了一个很好的案例。通常在换班的时候，新来的工作人员会有机会评估那些还没有确诊或送往医院其他部门的患者。那天早些时候，在我上班之前，一位昵称为"小鸟"的老年女性被疗养院送到急诊室。她在当天早晨精神状态有些改变，抱怨头痛，手部动作也不协调。疗养院的员工认为她可能有泌尿系统感染（urinary tract infection，简称 UTI），这种疾病在老年女性中很常见，通常会导致精神状态改变。她的尿液被送去化验，不过结果还没有出来。

"你考虑过脑卒中吗？"我问正要离开的工作人员。

"可是她只是有点头痛。"有人回答说——似乎这就排除了脑卒中的诊断。

"小鸟"的尿检结果是正常的，于是我的团队又回去对她进行了第二次检查。我们请来神经科医生并申请了 MRI 检查。影像学显示"小鸟"确实有脑卒中的迹象。

脑卒中是当今女性的第三大杀手。它所杀死的女性是乳腺癌致死的两倍！然而直到最近人们才发现女性脑卒中的独特表现，许多医生依然不了解男性和女性脑卒中在危险因素和症状上的差异。因此脑卒中经常被误诊——"小鸟"就几乎被误诊。

举例来说，男性发生短暂性脑缺血发作（transient ischemic attack，简称 TIA）的可能性略高于女性，这是一种轻微的脑卒中，症状会在数分钟、数小时或数天内消失，在症状消失后诊断往往非常困难。然而脑卒中死亡病例中超过一半的患者都是女性。

我相信这其中一部分原因是女性对 TIA 症状的描述与男性的不同。

如果只有一部分大脑没有得到血供，而这部分大脑只负责身体的一小部分或特定的认知功能，那么症状看起来就可能不像是脑卒中。来就诊的女性可能会抱怨说："今天发生了一件奇怪的事，我有五分钟说话语无伦次，但现在已经没事了。"或者说："我今天有一个小时脑子一团糨糊，但是现在一切都恢复了。"当我们寻找血栓或脑部血供受损的证据时，我们什么也发现不了，因为血栓已经溶解了。这使得 TIA 极难诊断，同时也造成了认为女性更容易夸大症状的偏见。

正是由于类似这样的情况，女性脑卒中经常被误诊、被忽视或者被当成其他常见的小毛病，比如泌尿系统感染、偏头痛，还有——没错，你猜对了——焦虑症。这可能会导致危及生命的治疗延误。

总的来说，医学界的普遍心态是害怕女性出现不良反应，这也影响到了女性脑卒中的治疗。举例来说，一项针对抗凝药物达比加群的研究发现，女性的处方剂量通常较低，尽管用药指南对男女推荐的剂量是一样的。男性更可能被推荐 150毫克的剂量用于血栓和脑卒中预防，而女性更可能被推荐较低的 110 毫克剂量。[21] 女性使用这种药物的预后一直较差——除非她们能服用标准的 150 毫克剂量，这时症状才会改善。当被问及为什么要给女性选择较低的剂量时，很多医生会引经据典地说女性跌倒或受伤的风险更高，所以才会给她们开较低剂量的抗凝药（因为服用这种药物时任何割伤或损伤都有可能引起大出血），然而事实上没有任何数据支持他们的说法。于是这种在医生中流传的"女性更容易跌倒"的观点就导致了这种拯救生命的药物处方的剂量普遍不足。

这揭示了一个更为广泛的问题：就是那种认为女性天生比男性弱小、需要保护的观点。我们将在第八章更深入地讨论这种无意识偏见，它意味着为了获得恰当的医疗服务，女性要比男性更加努力，如果她们在第一次、第二次、第三次的尝试中没有得到应得的服务，她们还要为自己不停地寻求这种服务而道歉。

女性能做的最好的努力是了解自己的危险因素。比如伴有先兆的偏头痛是缺血性脑卒中的危险因素，而 70% 的偏头痛患者是女性。其他危险因素包括高血压、使用避孕药物或其他合成激素、妊娠等。[22] 非裔美国女性发生脑卒中的风险是同龄白人女性的两倍。这和几个因素有关，其中包括镰状细胞贫血（非裔美国人中最常见的遗传疾病），以及黑人女性患有高血压、肥胖症和糖尿病的比例更高。[23]

了解女性特有的脑卒中症状也至关重要。在谷歌上搜索"脑卒中症状"会出现很多脑卒中男性患者的照片，很少有女性脑卒中的表现。在美国脑卒中协会举办的国际脑卒中大会上报告的一项前瞻性观察研究显示："女性出现非典型脑卒中症状的可能性比男性高 43%，这其中包括疼痛、意识状态改变、头晕、头痛或其他神经系统和非神经系统症状。"[24]

因此，女性需要意识到，以下任何一个症状都可能提示脑卒中：

• 意识丧失/晕厥

• 全身无力

• 气短或呼吸困难

- 精神错乱、定向力障碍或反应迟钝

- 突然的行为或精神状态改变

- 躁动不安

- 恶心或呕吐

- 呃逆

- 头痛

- 疼痛，包括颈部或肢体疼痛

- 癫痫发作

正如你所见，女性脑卒中的症状经常和其他疾病重叠。这使得人们对女性脑卒中的认识不足，进而导致了治疗的延迟和预后不良。然而，大部分对脑卒中有效的治疗——比如溶栓药物 tPA——只有在脑卒中被早期识别诊断的时候才可以应用，否则就可能对大脑或血管造成不可逆的损伤。我的同事特雷西·马德森博士（MD）是布朗大学急诊科性与性别急诊医学中心的副主任，也是全国研究脑卒中性别差异的顶尖研究者，她开展的一项研究填补了这一领域重要的知识空白。在这项名为"分析大辛辛那提／北肯塔基脑卒中研究中不同性别患者组织纤溶酶原激活剂适用性"的研究中，马德森等人证明，尽管在个别 tPA 排除标准上有细微的差异，但总体来说，女性和男性同样适合使用这种拯救生命的药物。[25]

这就引出了一个问题，如果使用 tPA 的标准对男女是相似的，那么为什么一项发表在《美国心脏协会杂志》上的系统回顾发现，与同等情况的男性相比，女性接受 tPA 治疗的比例低30%？[26] 在这项研究中，研究者马修·里弗斯博士（PhD）等人发现："尽管不同研究之间存在着显著的差异，但是女性急性脑卒中患者接受溶栓治疗的可能性总是低于男性。需要进一步研究来找出这种性别差异的根源。"

马德森博士的证据提示，任何 tPA 使用的差异都与医疗服务中的偏见潜在相关——包括由于缺乏对女性脑卒中模式的了解而导致的诊断延误。这种偏见可能也会导致其他问题，比如为什么女性脑卒中后的康复时间总是比男性更长，以及为什么她们在脑卒中事件后更有可能长期住在医疗机构。

对我来说，所有这些信息都符合同一个模式。

1. 女性在心脏病发作和脑卒中领域的预后更差。为什么？→

2. 女性得到了和男性一样的治疗吗？没有？→

3. 为什么女性没有接受和男性一样的治疗？是因为女性不适合这些治疗吗？她们接受了同样的诊断检查吗？没有？→

4. 医务工作者是否能像在男性身上一样在女性身上识别出同样的疾病？女性的表现是否不同？是的？→

5. 为什么女性的表现不同？是因为病理过程真的不同还是因为性别或文化规范？

在我们每次诊断和治疗女性患者时，都应该问自己这一系列的问题。

我的研究部门研究这些模式。我们试图追根溯源，并最终改变这些疾病的基础教育和治疗方案。显然女性在生物学上是不同的、独特的，我们需要在这种差异造成影响的领域中不断地挖掘，并相应地调整我们的结论。

## 小结

作为女性，我们对自己的生殖器官——显然是让我们成为女性的东西——十分了解。这很好，但是不足以让我们掌握自己的健康全貌，特别是涉及女性的死亡率和生活质量的时候。我们的健康取决于了解真正的女性杀手的真相，包括心脏病发作和脑卒中，尤其是当它们不以教科书上的男性模式为表现时，依然能识别它们。

在你的生活和你所爱的人的生活中应用本章知识的最好方式就是利用你的直觉、推理能力和常识。尽管我们医生拥有各种知识，但我们并不能真正感受和体会到你自己身体的感觉。我们不能体验到你自己的症状。

如果你有心脏病或脑卒中 / TIA 的症状，但没有这些疾病"传统的"危险因素，你可能会被默认诊断为别的疾病——就像"小鸟"或第一章中的朱莉一样。如果是这样，那么下面的内容将有助于你引导自己的诊疗过程以获得你所需的支持：

- 在涉及心脏病和脑卒中时，如果你有任何疑惑或感觉不对的地方，不管医生是怎么向你解释的，都要和他展开一场对话。你可以问："你这样诊断的依据是什么？"如果医生回答说，因为你没有高血压，不吸烟，也没有高脂血症，那你可以说："但是我有其他女性特有的危险因素。"你可以提到自己第二次妊娠时因为先兆子痫不得不引产，或者可能增加你微血管疾病风险的炎性疾病。

- 表达你对当前诊断的担忧，以及为什么你觉得自己可能患有心血管或脑血管疾病——即便这种担忧只是基于你的直觉。这将为进一步的对话、检查和观察打开大门，最终将帮助你获得所需的支持与治疗。

- 如果你有微血管功能障碍的风险或症状，你可以要求进行专门的负荷试验（如果你所就诊的医院能够开展这项检查的话）。

- 此外，要非常清楚地告诉医务人员你所服用的药物，特别是当你在服用避孕药、使用激素植入剂或宫内节育器（intrauterine device，简称 IUD）时。许多来到急诊室的女性被问到时都否认自己服用任何药物，然而由于激素会增加血栓的风险，所以在涉及心脏和大脑的健康时，它们是需要认真考虑的问题。（我们会在第六章中进一步讨论激素对健康的影响。）

# 重点——你要获取的关键信息

• 心脏病发作和脑卒中并不是"男性的"疾病。它们分别是当今美国女性的头号和第三号杀手。

• 女性模式的心脏病发作和脑卒中可能会有和男性完全不同的症状和指标。了解什么是女性模式的症状对于获得及时的诊断和治疗至关重要。

• 女性更容易患有"弥漫性"疾病，比如微血管功能障碍，而不是像男性那样患上典型的"动脉阻塞"。这使得以标准的检查方法更难诊断女性心脏病。同时也使得女性心脏病更容易被误诊。

• 心脏病发作和脑卒中都有独特的女性危险因素。其中包括使用外源性激素，比如避孕药物和宫内节育器，妊娠期和产后并发症，偏头痛和炎性疾病。

• 在和你的医生谈到自己的症状时，一定要清晰并且尽可能详细。

第四章

# 同样的药物不同的身体：女性药物学

　　玛丽亚-罗莎是一位年近五十的健壮女性，声音洪亮，笑声颇有感染力。她是当地一家承包公司的项目经理，一位祖母，一位天生的养育者。她在多次来急诊室就诊的过程中认识了一些员工，于是就经常问起他们的孩子，并向他们传授自己独特的"勇往直前"的人生建议。

　　每次我们见到玛丽亚-罗莎，她似乎都有新的问题。最初几次，她因为急性背痛来就诊。无论她做什么，背痛都不断加重。她的诊断并不明确。她做的椎管狭窄手术并没有效果。我和其他医生唯一的办法就是不断增加她止痛药的剂量，并建议她调整生活方式，包括健康的饮食和温和的瑜伽锻炼。最终，她的疼痛严重到需要用羟考酮来控制，而且还要在两剂药之间加用布洛芬。即便如此，她还是不断地来急诊室，因为有时疼痛难以忍受，而服用更多的止痛药已经不安全了。我们可以给她注射类固醇，并给她短期应用静脉止痛药物，然而不能一劳永逸地解决她的问题，最终不得不让她回家。

可以理解的是，玛丽亚-罗莎的背痛影响了她的睡眠。她总是感到不适，每晚醒来好多次。她的疲劳状态开始影响工作。她的初级保健医生给她开了苯海拉明和安必恩来帮助睡眠。

每天带着这种程度的疼痛生活以及由此产生的睡眠障碍也影响了玛丽亚-罗莎的精神状态。她向医生报告了自己的焦虑症，她的治疗师建议她服用抗焦虑药物。

接着玛丽亚-罗莎因为严重的泌尿系统感染来到了急诊室。主治医师给她开了处方药环丙沙星——一种强力的抗生素，可以在她的感染扩散到肾脏而变得更加严重之前杀死病原体。

我最后一次见到玛丽亚-罗莎时，她躺在担架上，慌乱的护士和实习医生围着她，试图通过心肺复苏让她恢复心跳，但没有成功。是她的女儿拨打了911，据女儿所说，玛丽亚-罗莎"一整天都觉得有点不对劲，但是没什么可担心的"——然后在给女儿和孙子做晚饭时，她突然倒下了。

玛丽亚-罗莎究竟发生了什么？为什么特发性的背痛——虽然极其痛苦——会导致心源性猝死？

## 多种药物，成倍风险

玛丽亚-罗莎所经历的问题最终导致了她的死亡，尽管许多医生不愿意承认，但这个问题远比他们认为的更常见。

这一问题很少被谈论，却普遍存在。平均下来，一个美国成年人要服用四张或更多的处方单所开具的药物。据统计，比起男性，医生更有可能给女性开药，女性患者也更有可能接受多个医生的处方（这些医生或许并不知道患者服用的其他药物，因为这一信息主要靠患者自己提供）。[1] 而且，女性比男性更容易出现不良反应或药物相互作用，因为大部分药物主要（甚至仅仅）在男性身上进行了临床试验。

在玛丽亚-罗莎的病例中，几乎可以肯定的是，她所服用的处方药联合起来引起了室性心动过速，最终导致心源性猝死。

不幸的是，像她这样的病例屡见不鲜。心律失常（心脏不能正常跳动）往往是药物相互作用的直接后果。当女性的 QT 间期（也就是一个人两次心跳之间的"静息时间"）受到不同处方药物的影响时，其后果可能是单纯的心律失常，也可能是室性心动过速（尖端扭转型室速），甚至是心脏停搏（心电图呈直线）和心源性猝死。

在玛丽亚-罗莎的背痛把她卷入"治疗的旋涡"之前，她的心脏看起来非常健康。所以这一切究竟是怎么发生的？难道她的医生们不知道她的止痛药、抗焦虑药、类固醇、抗生素混在一起就成了一杯死亡鸡尾酒吗?

或许他们本该意识到,但他们没有,因为如果玛丽亚-罗莎是一名男性,这些药物的组合可能并不会产生同样的副作用,甚至毫无风险。

理解这一致命差异的关键在于 QT 间期。男性的 QT 间期比女性的短,这和男性青春期睾酮水平激增有关。简而言之,男性的心脏在两次收缩(也就是心跳)之间所需要的恢复时间比女性短。

许多处方药物——比如止痛药、抗炎药、类固醇、安眠药、抗生素、抗组胺药以及很多其他药物——具有逐步延长 QT 间期的作用。当这些药物单独使用时,通常不足为虑,因为其作用很微弱。然而,当这些药物在一段时间内联合作用时,QT 间期增加的程度会使得心脏在一次延长的休息期后无法正常跳动。在到达这一临界点之后,心脏就会……"熄火"。这就是"药物导致的尖端扭转型室性心动过速",在女性身上比在男性身上更常见——这正是因为女性缺乏睾酮的保护作用,并且比男性服用了更多的处方药。事实上,德国的一项研究发现,2008—2011 年间,大多数(66%)"长 QT 综合征"患者是女性,根据世界卫生组织的标准,这些女性病例中 60%被确认与所服用的药物相关。[2]

在玛丽亚-罗莎的病例中,是抗生素使她最终越过了 QT

间期的临界点。但对于几百万全国各地的其他女性来说，这种药物可能是新型抗抑郁药，或者是治疗纤维肌痛的新型免疫抑制剂，甚至可能是每日额外用量的非处方抗酸药。

由于她在急诊之外的医生没有意识到女性面临着严重药物相互作用的独立危险因素，由于女性更有可能接受多个医生开具的多种处方药（如果患者不主动汇报，这些医生很可能并不知道还有别的处方药存在），也由于我们目前的诊疗体系在开具新药时没有考虑到 QT 间期，玛丽亚-罗莎并没有接受相关的检查并选择不同的治疗方案，以避免她的死亡。我所在的急诊室处于性与性别医学的前沿，即便如此，我们在给泌尿系统感染的女性开具一个疗程的抗生素之前，也不会对她的 QT 间期进行常规检查。

我们需要做得更好。

## 代谢并不仅限于食物

QT 间期问题只不过是男女几百个生理差异中的一个，不过它足以说明这些差异多么致命。除了在心脏功能这一至关重要的领域，女性在骨骼结构与组成、体脂构成与分布、组织弹性以及神经系统功能等许多方面都展现出了独特的特征。

男女之间另一个巨大的差异是他们的身体处理各种化合物时有不同的方式。这种性别差异意味着药物在女性体内的吸收、处理与分布都不同于男性，因此与男性相比，女性在服用处方药物后会有更多意想不到的副作用。

2014年，特蕾莎·楚博士（PhD）在发表于《美国药剂师》的一篇文章中强调了这一差异。她写道："药物代谢（第一阶段和第二阶段）的性别差异是导致男女之间不同药物代谢动力学（药物在体内的反应过程）的主要原因。许多CYP450酶（药物代谢的第一阶段）的活性具有性别差异。大多数参与第二阶段的酶的活性在男性体内高于女性……药物代谢动力学的其他参数如药物的吸收、分布和排泄也有性别差异。尽管男女之间存在这些差异，许多药物却没有针对不同性别的用药剂量建议。"[3] 尽管这看起来有点难于理解，但要点在于最后一句话。

这里有一个例子，说明这些代谢差异会在意想不到的地方发挥作用：

我们都听说，女性与男性代谢酒精的过程不同。我们建议女性一天只喝一杯含酒精饮料，而男性可以喝两杯。女性醉酒所需要的酒精量也只有男性的一半。

造成这一差异的原因是一种叫作醛脱氢酶（aldehyde dehydrogenase，简称ADH）的酶。男性体内有大量这种酶——男性的胃黏膜和肝脏中都有ADH——而且其活性很高。而女性的胃黏膜中几乎没有ADH，肝脏中的ADH的活性也不如男性。这意味着男性从摄入酒精的那一刻起就开始代谢，大部分酒精在进入血液之前就被消化了。然而在女性体内，酒精必须进入血液才能促使肝脏分泌 ADH，所以消化的过程更慢，效率也更低。体脂含量与分布也起了作用，在饮酒量一样的情况下，一个人的体脂含量越高，她／他血液中的酒精浓度越高。[4] 一般来说，女性比男性的体脂含量更高。

由于这种性别相关的代谢差异，身高、体重和年龄相同的男性和女性在摄入同等量的酒精时，女性会更快、更强烈地感受到酒精的作用，三杯之后，其血液中的酒精含量会比男性高 25%。

我记得很多年前在医学院学到过这一点，那是我们在大教室上课时丢给我们让我们记下的众多知识点之一。这一事实令我印象深刻。我不禁想知道，哦，男性和女性是不同的？为什么？不过，我们又接着讨论了许多其他的事实与数字，我就把这个问题抛在脑后了。

后来，我看到一些公共卫生公报引用了这一事实；我朋友的孩子在高中健康课上也学到了这一点。但是，除了从公共卫生的角度看女性酒精中毒和醉酒相关损伤的发生率更高之外，还有更多的问题值得思考。毕竟我们的身体进化出 ADH 并不仅仅是为了消化酒精。

事实证明，许多药物和化合物至少一部分是通过醛脱氢酶降解的——这其中就包括广泛使用的安眠药安必恩（唑吡坦）。

和酒精一样，女性代谢安必恩的途径也和男性不同。男性对安必恩的降解始于胃部，而女性则始于血液。（研究显示ADH参与了安必恩的代谢，但很可能还有许多其他的酶也参与了这一过程，而这些酶可能也存在性别差异。）这种代谢差异的结果是，女性在服药后的第二天清晨血清药物浓度几乎是男性的两倍——这导致了昏沉无力、"脑雾"和类似于酒精中毒的身体损伤（在一部分人中）。

　　这是不可接受的。女性有繁忙的生活，其中许多人服用安眠药以便白天能够以良好的状态履行她们的众多责任。由于研究者们不了解男女之间代谢上的微小差别，这就导致了严重的后果，女性基本上是在受损的状态下醒来并度过一天的。事实上，注意到这一点的是模拟驾驶的研究，无论是在实验室还是现实生活中，服用安必恩的女性的驾驶状态都类似于醉酒的人。我们还不知道究竟有多少交通事故所致的伤亡与服用安必恩的女性有关——她们按照男性的生理机能服用了较高的剂量，不过这个数字一定不会少。

　　不幸的是（不过也在意料之中），这一现象直到药物上市很多年后才被发现，当时政府监察员发现绝大多数安必恩不良反应的报告都来自女性和她们的医生，她们都提及了类似的副作用。在最初的药物试验中，这种代谢率和血药浓度的差异被认为是无关紧要的（尽管这些试验确实发现女性的血药浓度比男性更高），因为研究者们并不认为性别差异是重要的，也没有在最终的研究结果里按照性别区分不良反应。那些以男性为中心的后续研究（包括那些仿制药的研究）也都没有注意这个问题。

不过，问题在于：即便是20年前这种药物刚刚上市时，我们也已经掌握了所有相关信息；我们知道女性ADH的水平会影响她们处理某些化合物的过程。药物研发者在安必恩上市时是否知道它是通过ADH降解的？这不好说。但事实是，没有人把两者联系到一起，直到上千的女性站出来抱怨她们出现了不良反应。

安必恩并不是一个孤立的案例。事实上，政府问责组织2001年的一份报告显示，1997至2001年从市场撤回的10种处方药物中，有8种对女性构成了更大的健康风险。[5]更糟的是，在这"更大的健康风险"中，有1/3是尖端扭转型室性心动过速——这意味着这些药物是在导致没有其他风险的女性发生心源性猝死之后被撤回的。

## 激素影响药物代谢

男性和女性之间的代谢差异并不只局限于酶。女性在月经周期的不同阶段处理药物的过程也不同。

这意味着某些重要药物（比如苯妥英，一种强有力的抗惊厥药物）的血药浓度在一个月的某些天会降到危险的水平。

女性经常在激素水平波动的时候出现突破性癫痫发作，有时会导致跌倒或交通事故，造成严重的身体损伤。

药物相关的 QT 间期延长也受月经周期的影响。在月经周期的某些时间点，某些药物会导致更严重的 QT 间期延长。如果一个绝经前的患者服用了多种导致 QT 间期延长的药物，那么她在月经周期的某些天里发生停搏或其他心脏事件的风险就大得多。

很显然，女性的月经周期会对药物代谢产生可度量的、造成潜在伤害的不良影响，但很少有指南或者哪怕是建议来帮助处方提供者解决这一问题。虽然确实有一些信息提示某些种类的药物（一些抗 HIV<sup>*</sup> 药物、抗癫痫药物、抗抑郁药物、苯二氮卓类药物和一类抗生素）会减弱避孕药物效果，但我没有找到任何替代的用药方案来平衡那几天血清激素水平的波动。通常在开这些药物时，医生都没有和患者讨论过经期前突破事件或 QT 间期延长的可能性——而在急诊室时医生也几乎很少考虑到这些潜在的并发症。这些女性在发生意外时总是让人猝不及防。

这一问题的另一面是激素本身如何受到药物的影响——特别是在使用处方激素比如避孕药物的时候。

---

\* 人类免疫缺陷病毒（Human Immunodeficiency Virus，简称 HIV），是造成艾滋病的病毒。

最近一位女士来到急诊室，快速分诊认为她是一例"阴道出血伴焦虑症"的患者。当然，每次听到"焦虑症"这个词和女性联系在一起时，我就会警觉起来。我知道，这背后一定有更多的故事。

原来，这位名叫赛拉的女士几个月前因为反复发作的偏头痛去找过她的医生。医生给她开了托吡酯，这是一种有效的抗偏头痛药物，但同时也会影响口服避孕药的效果。她的医生并没有向她提到这一点。

一个月后，赛拉怀孕了。出于经济或其他原因的考虑，她和丈夫觉得他们还没有准备好增加新的家庭成员，于是她去当地的诊所接受了药物流产。在忍受了几天严重的出血和绞痛之后，她以为最糟糕的时候已经过去了——直到四周之后，严重的绞痛和阴道出血又开始了。

赛拉并没有"焦虑症"。她只是很痛苦也很害怕。我给她开了超声检查，结果显示她需要进行紧急扩宫和刮宫术（dilatation and curettage，简称 D&C）以去除我们所谓的"妊娠残留物"。如果她没有来急诊室的话，可能会有严重的后果——包括全身感染、出血甚至丧失生育能力。

赛拉因为自己的症状请了几天假。她不得不住院进行 D&C 手术，因为这种手术需要在全身麻醉的情况下进行（麻醉本身也有风险），这意味着她还要请更多的假，还要找人照顾她的三个孩子，以免她的丈夫也因为请假而失去好几天的收入。

其实只要赛拉的医生提醒一下她，她所服用的偏头痛药物可能会影响避孕药的效果，她在健康、家庭和经济状况上所遭受的种种风险和损失都是可以避免的。对我来说，这不过是另一个迹象，表明我们需要在医学领域全面提高对女性生殖权利的重视。由于在美国目前有 17% 的育龄女性使用口服避孕药（相比之下只有 10% 使用避孕套）[6]，我们务必要了解各种药物如何影响避孕药的效果，反之，避孕药又如何影响其他药物的效果，并和女性分享这些信息。

我们将在第七章进一步讨论激素药物的问题，不过现在，重要的是知道药物——包括激素——在女性体内相互作用的方式会导致并发症，而在男性模型中并没有相应的问题。

## 我们的药物试验流程忽视了性别差异

制药公司试图在 III 期研究（更大规模的人体试验）中纳入更多女性以填补这一空白。事实上，2009 年的一项分析发现，6%~7% 的新药申请中包含了性别分析，结果显示男女之间的药物代谢动力学（研究药物在体内的运动）至少有 40% 的差异。[7] 基本上说，这意味着我们很少在研究设计中考虑这类性别差异——但当我们真的这样做时，就会发现在 40% 以上的情况中，女性和男性的药物代谢是不同的。

尽管有大量的证据表明了进行这类研究的必要性，但绝大多数的药物试验都没有以性别为标准把男性和女性分开单独分析。当研究没有按照这样的标准设计时，药物在男性和女性身上的不同效果通常会被掩盖。举例来说，某种药物可能不会引起男性的 QT 间期延长，但女性可能会出现严重的、危险的 QT 间期延长。当这些数据被研究者汇总在一起时，可能会导致统计学意义上的不明显的 QT 间期延长，于是食品和药物监督管理局（FDA）在审批过程中对药物的研究进行核查时，会把这一点当成"可以接受的风险"。

药物临床前研究规范的设定也偏向于产生有利于男性的结果。在 76% 的情况下，研究者甚至不知道自己所研究的细胞的性别。我们知道，由于基因表达的不同，男性的细胞无论是单独还是互相协同时运作的方式都与女性的不同。某种药物在实验室的培养皿中对男性（XY 染色体）的细胞有效时，并不意味着它对女性（XX 染色体）的细胞同样有效。然而这种以男性为中心的研究模式却依然没有什么改变。

随着"从实验室到临床"研究的进展，药物进入了动物试验的阶段。而用于药物试验的动物大约 80% 是健康的年轻雄性动物。

等到药物进入人体临床试验阶段时，它已经"被证明"在男性细胞和雄性动物身上具有基本的疗效和安全性。在过去，即便研究者真的把女性纳入考虑，他们也没有去寻找女性生理学上的独特变量。事实上，即便女性零星地混在研究受试者当中，这些变量也很可能根本没被纳入到研究模型中。反之，研究者们会寻找之前在男性受试者中观察到的不良反应。而最终被汇总递交到 FDA 用于审批上市的就是这些观察结果。

你可以看出，在历史上像安必恩这样的产品是多么容易进入市场，即便没有人知道我们忽视性别差异和剂量调整需求的做法会对女性造成多么严重的伤害。现在情况已经有所改观，我们开始认识到性别差异，但改变的过程是很缓慢的。根据 FDA 最近的报告，女性在 I 期临床试验——用于确定药物初始效能和剂量、耐受剂量的阶段——的比例依然只有30% 左右。

所以当一种药物没有在女性身上进行充分的研究却依然上市并开给女性时会发生什么？我们做了什么来保护女性或警告她们可能存在未知的不良反应？

事实上，少得让人惊讶。

安必恩的不良反应报告如此之多，促使政府管理者关注到了这一问题。调研的结果是建议女性使用一半的剂量，以抵消女性代谢差异所带来的影响。然而我们目前的大部分药物——从止痛药到降压药，从免疫抑制剂到抑制胃酸药物——都是根据男性模式设计的，最终也是按照以男性为中心、以男性为重点的研究模式开展人体临床试验的。事实是，我们根本不知道有多少流行的药物对女性有不同的作用，因为坦白说，上市后研究不是制药公司的重点。美国国家卫生研究院的院长弗朗西斯·柯林斯博士（Dr）在 TED 演讲中提到，一个新药获得批准上市需要长达 14 年的时间和 10 亿美元的投入资金。[8] 在经历这一切之后，制药公司几乎没有任何动力去开展有可能会迫使他们召回药物的进一步研究。

FDA 确实试图支持上市后药物的证据收集。它的网站上提到："尽管'药物审评与研究中心'会非常谨慎地进行上市前评估，但积极地进行上市后药物不良反应的监控同样重要。因为上市前的研究只纳入了几百到几千名患者，很难根据这些研究来预测所有可能的药物不良反应，FDA 会维护一个上市后监测和风险评估的系统，以发现那些没有在审批过程中出现的不良事件。FDA 会监测诸如不良反应或中毒等不良事件，之后会根据这些信息更新药品标签，在个别情况下，还会重新评估批准上市的决定。"有明确的流程来报告不良事件和评估这些上报数据。（正是通过这一流程发现了女性对安必恩的代谢问题并修改了处方指南。）

制药公司被要求报告所有递交给他们的关于药物相互作用、并发症等方面的证据。医生、护士和其他医务工作者可以直接上报数据。消费者也可以通过 FDA 不良事件报告系统（FDA Adverse Event Reporting System，简称 FAERS）的公众数据面板上报药物不良反应信息。[9] 这是让消费者的声音能够被听到的绝佳方式。然而不幸的是，事后报告这些事件并不能帮助那些已经出现药物不良反应的患者。

在我看来，只有通过大规模的公众抗议才能改变我们研究和审批上市前药物的方式。进行基于性别的分析会增加研究成本，因为你不得不纳入更多的受试者并且单独分析。然而后期成本——无论是花在人身上的方面还是在医疗系统负担的方面——都远远超过了任何额外的前期投入。我们有道德和经济上的义务现在就去改变我们的做法，并在整个药物研发的过程中开展基于性别的试验，以免女性在未来遭受痛苦。

## 我们的处方指南并不是为女性设计的

当我向同事芭芭拉·罗伯茨博士（MD）——一位杰出的心脏病专家，《他汀类的真相：风险与降脂药物的替代方案》一书的作者——问起在女性中流行的不必要处方时，她和我分享了以下事实：

> 没有任何证据表明在高危女性中使用他汀类进行一级预防可以降低心脏病发作、脑卒中或死亡等硬性终点*的风险。据 JUPITER（预防性使用他汀的理由：评价瑞舒伐

---

\* 硬性终点（hard endpoints），在临床试验中，疾病对人健康的影响称为结局，而用于测量结局的指标则称为终点，硬性终点是指那些能够客观测量同时具有重要临床意义的指标。

他汀的国际试验）试验显示，女性能够从中获益，但那只是因为研究包括了不稳定胸痛综合征这一非常软的终点。如果你只关注硬性终点，那么女性完全没有获益。

不仅如此，JUPITER 试验中瑞舒伐他汀组的女性发生糖尿病的风险还会增加。即便是对他汀类用于二级预防的效果进行荟萃分析，女性绝对风险降低的比例也只有3%，仅仅是男性的一半。

经过多年的临床实践，我认为他汀类对降低低密度脂蛋白（LDL）有非常好的效果，但对降低心脑血管事件的风险无效。LDL 对男性是一个较弱的危险因素，而对女性来说，除非其高密度脂蛋白（HDL）较低，否则完全不算危险因素。[10]

如今在美国，他汀类（降低胆固醇的药物，比如流行的品牌立普妥）是处方开得最多的药物之一。然而几百万服用它的女性几乎没有任何获益。

我们再一次回到了以男性为中心的医疗模式上。

事实上，高胆固醇水平似乎确实是男性心脏病发作的一个次要的危险因素。高 LDL（"坏的"胆固醇）水平在某种程度上与男性动脉粥样硬化斑块的产生相关。如我们所知，正是这些斑块阻塞了血管，造成了像心肌梗死这样的"传统"心脏病发作。

但是研究发现，女性的情况并非如此。事实上，正如罗伯茨博士所说，女性的 LDL 升高根本不是一个危险因素，除非 HDL 同时降低。

所以为什么有这么多的女性每天服用他汀类药物？

许多人会把这归咎于"大药厂"和他们的营销策略，我确信在某种程度上确实如此。（我想起许多年前我看过的某个广告，那时立普妥被当成"心脏病发作的救星"。广告里一位年长超重的男性坐在一位 30 多岁的苗条女性的旁边，广告显示他们有相同的胆固醇水平。这就是说，每个人都应该服用立普妥来预防心脏病发作。）不过这背后的问题在于，这种医学模式认为，如果一件事情对男性有好处，那它对女性也一定有好处。然而，正如我们在第三章中所了解到的，心脏病研究（或任何临床试验）中很少会考虑性别差异[11]，已有的证据似乎表明这是一种错误的假设。

大部分市场上流行的药物都没有在女性身上或专门为其进行过试验。举例来说，我们知道赖诺普利（一种属于血管紧张素转化酶抑制剂类的降压药，是目前美国处方开得最多的药物）在妊娠中期及晚期使用"会降低胎儿肾功能，增加胎儿和新生儿的发病率和死亡率"。[12]然而我们不知道这种药物对于没有怀孕的育龄女性有何影响，是不是即便在停药之后也会引起未来妊娠的并发症。针对这一点，我们只是简单地不再给女性开赖诺普利，转而换成其他许多种降压药物中的一种——此药物也未必在妊娠女性身上进行过研究。（最近加拿大的一项研究发现，只有43%的血管紧张素转化酶抑制剂的临床试验报告了特定性别的结果。）[13]

看似安全的药物对女性也有可能是禁忌。举例来说，众所周知，低剂量阿司匹林可以降低首次心脏病发作的风险，因为它可以起到稀释血液和抗凝的作用。然而，这种获益只在男性身上观察到过。而对女性来说，阿司匹林降低的首次心脏病发作的风险并没有超过胃肠道出血、溃疡和其他出血性疾病增加的风险。然而，如此之多的女性和她们的医生都再次假设，因为阿司匹林对男性有益，它对女性也一定是安全有效的。

而有时一些男性的救命药物对女性来说却是致命的。发表在《药物滥用治疗杂志》上的一项研究显示，在治疗可卡因和酒精成瘾时，除了传统的心理治疗，男性和女性都被给予了大剂量纳曲酮（一种常用的抗成瘾药物）。研究人员发现："150毫克/日的纳曲酮再加上心理治疗可以减少男性对可卡因和酒精的使用，降低成瘾的严重程度，但会增加女性对可卡因和酒精的使用，提高成瘾的严重程度。"[14]换句话说，这种药物（一种阿片受体拮抗剂，可以抑制酒精和毒品使用所带来的欣快感）减少了男性对酒精和毒品的使用，但增加了女性对其的使用，导致药物过量、毒品相关损害和其他并发症的发生率增加。还有证据表明，女性更容易出现这种药物引起的常见不良反应，比如恶心和呕吐。

我们还不知道为什么这一剂量的纳曲酮对许多女性不起作用。是不是酒精和毒品在女性身上作用于不同的受体？是不是女性饮酒或吸毒是为了对抑郁症和焦虑症进行自我治疗，而男性则是为了寻求"刺激"？是不是女性通过不同的方式代谢纳曲酮，因而无法获得和男性一样的生理效益？

然而最困扰我的不是如此多的问题，而是我们在设计疗法和治疗方案时，根本就没有考虑过这些差异。

更重要的是，类似上面的研究结果并没有渗透到我们提供给医学生的教育文献中。不久以前，我在纽约给一群女性医生和医学生介绍性别差异。当我提到纳曲酮的时候，其中一名学生举起了手，她看起来大受震动。

她说："我刚知道这一点，以前没有人告诉过我在开纳曲酮的时候要考虑患者的性别，几个月之前我在轮转*到家庭医学科时遇到一位严重酒精成瘾的女性。她被人在路边救助送到急诊室，在那里人们救了她的命。出院之后，她在门诊接受了我们的随访。我和主治医师给她开了纳曲酮，因为在获批用于治疗酒精滥用的四种药物中，这看起来是最佳选择。不到一个月，她就因为同样的问题又回来了，这次她几乎丧命。

---

\* 轮转，指年轻医生在接受培训时，要去不同专业的科室（比如心内科、消化科、肾内科等等）工作，以全面地掌握医学知识。

我不明白为什么药物没能帮她戒酒和戒毒！"

我回答说："这就是为什么我们需要专门针对女性的信息和研究。有些药物，比如纳曲酮，在女性身上的作用可能和男性不同。而对其他的药物我们则一无所知。考虑到这些差异是非常重要的，因为这可能意味着生与死的差别。"

每次我在急诊室开处方药的时候，我都会问自己，这位患者的生物学性别是什么？我是否应该使用更低的剂量（比如安必恩）或更高的剂量（比如丙泊酚）？是否有女性特有的不良反应？这种药物怎样受到月经周期的影响？这位女性有怎样的妊娠史，这对她心脏和其他疾病的风险有何影响？如果我们没有任何相关研究，我就会问，治疗的获益是否超过了潜在的风险？换句话说，在我们已有的处方指南之上，我要针对女性进行专门的评估。

对于已经了解这些差异的我们来说，这已经成了我们处理患者问题的一部分。不过我也知道，在一定程度上这是因为性与性别医学是我的专业。对于大多数医生来说，我们在医学院所学的大部分内容如今都已经变得不重要、过时或者被彻底颠覆了——特别是有关性别差异的部分。我希望随着更多性别相关和个体化医疗数据的出现，医生和其他医务工作者可以获得教育和流程上的支持，以便在日常临床工作中完成这种匹配。不过现在，我们还要靠每一位医生和他们的患者提出正确的问题并运用批判性的思维来找到正确的解决方案。

# 仿制药问题

制药系统的另一个主要组成部分是仿制药物。仿制药物对女性影响尤其明显。

在美国，超过 80% 的处方药是仿制药。表面上看，这会同时降低患者和医疗机构的成本，但这也会导致女性在未知的领域陷得更深。为什么呢？因为仿制药几乎只在健康的年轻男性身上进行试验。不仅如此，尽管仿制药的关键化学成分可能和品牌药一样，但辅料和填充剂可能完全不同。对于女性来说，这通常意味着仿制药吸收得不如品牌药好或者会导致不可预知的副作用。

由于仿制药的"活性成分"已经获批在患者身上使用（因为品牌药为了获批已经进行过临床试验），仿制药公司只需要进行所谓的"生物等效性测试"。这就是说他们需要证明仿制版本的药物在体内有相似的血清峰浓度和其他效果。仿制药公司还会获得 20% 的"容差系数"，这意味着为了让仿制药上市，他们只需要证明仿制药具有品牌药的 80%~120% 的生物等效性就可以。这类研究几乎都是在健康的年轻男性身上进行的，通常只需要几周的时间。如果能够证明生物等效性，仿制药物就可以向公众出售了。

仿制药公司认为他们不需要在测试过程中添加女性受试者，因为他们所做的只是用于检测等效性的交叉试验。由于"对男性有益就是对女性有益"这一错误假设在医学研究中依旧非常普遍，所以让一组健康男性服用仿制药物两周，检测他们的血清峰浓度以及吸收和清除状态（统称 AUC 或"曲线下面积"，是指这些信息绘制在图表上的样子），然后宣传仿制药和品牌药效果相当。这种做法被认为是完全可以接受的。

　　这听起来很简单，然而对女性来说，仿制药的现实要比这复杂得多。

　　仿制药对女性的影响并不仅仅和"活性成分"有关，这些成分其实和品牌药中的是一样的。（当然，原研药厂也可能从来没有在女性身上进行过测试——一系列以男性为中心的测试让我们几乎没有药物如何在女性身上作用的信息。）然而，仿制药更隐蔽的问题是"非活性成分"或称填充物，它们是药片、胶囊、液体或凝胶的主要成分。在医学界，我们称之为"辅料"。

　　这些辅料可以改变仿制药物在体内吸收和处理的过程——它们在女性体内的反应往往和在男性体内的大不相同。举例来说，许多仿制药在配方中使用聚乙二醇（polyethylene glycol，简称 PEG）作为赋形剂。在仿制药雷尼替丁（以 Zantac 作为商品名出售）的研究中，使用 PEG 作为填充物可以使生物利用率提高 63%。于是研究者们认为他们可以在配方中加入较少的活性成分而获得和对应的品牌药相同的药效。

　　然而问题在于：在男性身上 PEG 可以增加生物利用率，

但在女性身上生物利用率却会降低 24%！于是，在同等的剂量下，使用 PEG 生产的仿制雷尼替丁对女性的药效大约只有对男性的一半。

这并不是一个孤立的案例。市场上一些顶尖的仿制药物（处方药和非处方药都有）配方里都有 PEG——这其中包括对乙酰氨基酚、艾司西酞普兰（商品名:来士普），甚至还有羟考酮。

有不少研究都在女性身上发现了类似的仿制药和品牌药之间生物等效性的差异，陈美玲博士（PhD）等人的一项研究发现，在 23 项特定药物的研究中，有 5 种药物（22%）在 AUC 的变异性上在不同性别间有统计学差异。[15] 换句话说，在研究中，这些仿制药物对女性的疗效与男性相比有很大差异。

斯图尔特·麦克劳德博士（PhD）等人的一项相关综述也提出了这个尖锐的问题:"已经有令人信服的证据表明，不能依据在男性身上进行的实验来假定女性的生物等效性。那么为什么这种做法依旧存在？为什么对于那些仅在女性身上使用的药物,监管机构依旧接受在男性身上得到的生物等效性结果？"[16]

的确是这样，但为什么呢？

正如我们讨论过的，许多医学研究者认为在女性身上进行研究是"麻烦的"。在仿制药试验中只纳入男性受试者可以节省时间和金钱。但是为了搞清楚仿制药物是否真的在女性身上具有生物等效性，我们需要针对性别的研究以了解这些药物在女性体内的反应——特别是那些我们每天都在医院和临床工作中使用的重要药物，比如肌松剂、抗生素和止痛药。

正如你所见，仿制药和品牌药之间的差异是真实存在且可以测量的。然而不幸的是，当一名女性向医生诉说给她开的仿制药效果不好或引起胃肠道不适或仅仅是让她"感觉奇怪"时，她的抱怨通常会被忽略，因为医学界的共识依旧是仿制药在各方面都与品牌药相当，因为在临床研究中已经"证明"了它们的生物等效性。

这是"一切都是她的臆想"的又一种表现。但是仿制药和品牌药之间的差异是真实存在的，它们对女性的影响也是如此。

每次有女性因为突破症状（比如在已经服用降压药物的情况下突然出现高血压）来到急诊室时，我总要问："你最近是否换用了仿制药？"很多时候，所上保险情况的改变会鼓励（或迫使）女性换用比较便宜的药物。在许多情况下，我们医院的处方系统也默认使用仿制药而不是品牌药。

仿制药很重要，因为它们可以使必要的药物更能让人负担得起。但如果仿制药导致疗效下降或出现额外的副作用，那就得不偿失了。如果在你开始使用仿制药物后症状出现了变化，或者出现了你服用品牌药时没有的突破事件，那你的仿制药可能就是问题所在。

和你的医生谈一谈，换成另一个版本的仿制药或用回品牌药。不要害怕提出这个问题，如果你服用仿制药时感觉有差异，那差异可能真的存在，而这会影响到你！

# 小结

所以，你需要怎么做才能确保医生不开出对女性不必要的、有禁忌症的或者完全有害的药物给自己？

最好的办法就是对你的医疗服务提供者、处方提供者和药剂师开诚布公。还有几个简单的小步骤可以尽可能降低药物相互作用的风险。

由于女性比男性更有可能使用多种药物并有多个处方提供者，所以遵循以下几点非常重要：

• 列出你所有药物的清单，即便是那些你认为不属于"药物"的（比如避孕药、维生素、草药、阿司匹林和布洛芬这样的非处方药）也要包括在内，然后随时携带这份清单——不只是去见你预约的医生的时候。（毕竟，没人会事先计划好去看急诊！）

• 如果你去医院就诊，确保你的新药和旧药进行过"比对"。药物比对（亦称 Med Rec）对于患者来说至关重要，因为它可以发现剂量错误、药物相互作用以及其他一系列问题。

• 确保你离开医院的时候带着一份完整的清单，列出所有你需要服用的药物，以及先前服用药物的各种变动——包括应使用的适当剂量。

• 在同一家药房（或者至少是同一个连锁品牌）购买你

的所有药物。

• 尽量选择一位医生作为你的"保护伞"来解决你的全部医学问题。确保这位医生了解你所服用的所有药物和它们的剂量。定期和这位医生回顾你的处方药。

• 询问你的医生你所服用的药物对于女性有什么特别的注意事项、剂量指南或禁忌。

• 下一次你取处方药的时候，请药剂师回顾你的药物清单，以便发现任何可能的相互作用。

• 询问你的医生 / 处方提供者你所服用的药物是否有造成长 QT 综合征的风险——如果有，询问医生有什么办法降低心脏事件的风险。

• 要求进行心电图检查以确定你目前 QT 间期的基线水平，这样一来，如果添加了新药的话，你就可以监测自己的心脏功能。如果你正在服用已知会引起 QT 间期延长的药物，这一点尤其重要。（记住，即便是短期服用的药物，比如抗生素、抗组胺药或止痛药，也会让你的 QT 间期延长到危险的状态。）

• 服用仿制药物后无论出现什么不良反应，都要告知你的医生 / 处方提供者。

• 在添加任何非处方药比如阿司匹林、布洛芬、抗反流药（比如耐信或洛赛克）或抗组胺药时，都要和你的药剂师核对，以确保你没有使自己陷入任何女性特有的不良反应或相互作用的风险之中。

• 让你的医生了解你服药时出现的任何不良反应，包括仿制药和品牌药，这样他们就可以将其添加至 FAERS（药物不良反应）数据库中。（你也可以自己添加！）

• 最重要的是，如果你不确定某种药物的功效，或者不确定自己是否真的需要它，那就去询问。你的知识越多，你就越能为自己的健康做出更好的选择！

你也可以自己进行探索，特别是关于你目前服用的药物是否在女性身上进行过评估。FDA 的药物临床试验快照网站是一个很棒的资源，可以查询女性是否被纳入了某种药物的临床试验、性别是否被作为一个变量考虑以及研究是否注意到了女性特有的不良反应和剂量要求。我的许多患者都在使用这个网站。

虽然我并不建议通过互联网进行自我诊断，但对你目前的处方药有一个基本的了解，知道这些药物可能会怎样作用于你的女性躯体，是开启和医生对话的绝佳方式。正如你在本书中所见，医学院并不传授性别相关的信息，医生们必须靠自己进行探索。因此，你会发现你的医生们关于这一问题的知识水平参差不齐。不要害怕开启一场对话并提出你的问题。

最后，如果你正在服用没有被证明过对女性有效的药物，或者你正在服用多种药物因此有发生药物相互作用的风险，不要立刻停药，那可能会引起更严重的问题！相反，你要和你的医生讨论怎样安全地减少或停用你的药物。尽管很多常见疾病比如糖尿病或心脏病都有遗传因素，但很多都是由生活方式诱发或加重的。如果你觉得你的药物正在危害你的健康，那么对你的饮食和运动习惯做一些微小的调整可能就足以减轻药物带来的负担，帮助你降低药物相关作用产生并发症的风险。

在现代医疗体系中，药品的种类多得让人吃惊。这些药物通常可以拯救生命、改善预后。我希望有一天，我们对药物如何在女性体内作用的了解和对其在男性体内作用的了解一样多。不过，在我们有针对女性的更好的药物试验、关于药物相互作用和女性体内的各种并发症的更透彻的理解之前，我们面临的局面有点像是在狂野西部。在此期间，女性需要通过增强认知、加大倡议力度，以及在有问题时及时询问来保护自己。

最重要的是要记住，你对自己服用的处方药如何影响你的身体和健康有疑问，不代表你是"愚蠢的""焦虑的"或"歇斯底里的"。你的感觉和感受并不是"你的臆想"。不要害怕提出问题，这些问题可以帮助你找到需要的答案，获得你应得的优质医疗服务。毕竟，你的询问可能会给医生指明去探究新发现的方向！

# 重点——你要获取的关键信息

• 长 QT 综合征是导致女性心脏事件的主要原因。多种药物同时服用会产生增加 QT 间期的风险。

• 许多处方药，包括广泛应用的药物——比如他汀类、抗高血压药和非处方药——可能对女性并无益处。

• 不是所有处方药都在女性身上进行过研究。通常只有在药物面向公众销售之后，我们才了解到女性的不良反应。

• 仿制药的功效并不总是和对应的品牌药一样。如果你在服用仿制药时出现不良反应，那并不是"你的臆想"。和你的医生讨论更换药物。

• 始终携带一份你所有处方药和非处方药的清单，这样在你增加或更换药物时，你和你的医生就可以做出周全的决定。

第五章

# "亲爱的,这一切都是你的臆想":
# 女性的直觉与女性的想象

不久之前,我在急诊室值夜班的时候,一位名叫莉迪亚的女性因为流感样症状和呼吸困难前来就诊。

莉迪亚很友善也很风趣,不过显然有点恼火。"我真不敢相信自己又来了,"她叹了口气,"这地方让我毛骨悚然。"

尽管非常不舒服而且显然很气愤,但她还是很健谈。我还有好多别的患者要看,但是她的眼睛吸引了我,有什么东西让我停了下来。我要让她讲讲她的故事,我想。

原来在莉迪亚40岁的时候,医生告诉她需要接受子宫切除术来治疗子宫肌瘤。手术保留了她的卵巢和宫颈。几个月之后,在复诊的时候她问自己的外科医生:"为什么我还是觉得这么疼?甚至我碰到肚子的时候都会觉得疼。"

"哦。"外科医生回答说,"这是幻子宫痛。就好像有人失去了肢体但依旧能感觉到它的存在。"

"我有子宫的时候也从来没疼得这么厉害过。"莉迪亚愤怒地反驳道。但是外科医生拒绝给她做进一步的检查。

莉迪亚又去看了好几个专家，终于找到一位愿意为她做剖腹探查手术的外科医生——最终诊断出她患有 IV 期子宫内膜异位症。于是外科医生切除了她的宫颈和输卵管。

手术之后的几个月里，莉迪亚一直在排出血凝块。她很担心，又去找那位外科医生。"疼痛还是没有消失，"她告诉他，"而且究竟为什么我还在出血？"

"这很正常，"外科医生向她保证，"你没问题，放松点。"

莉迪亚知道事情没有这么简单。她努力争取要再做一次剖腹探查手术。几个月之后，她终于重新回到了手术室——这一次她的外科医生在她的一侧卵巢上发现了巨大的脓肿感染。现在她不得不把卵巢也切除了。

莉迪亚在给我讲这个故事的时候，眼睛里充满了泪水。"这五年的生活简直是地狱，"她说，"没有人相信我。后来证明我是对的，可是依然没有人相信我。他们全都把我当傻瓜对待，就好像我不可能知道自己出了问题。但这是真的。"

"我真抱歉这一切发生在你身上，"我对她说，"我们会努力做得好一点。"

"只有你肯听我说话，"她说着，伸出手来拍了拍我的手，"你已经比他们做得好了。"

莉迪亚的故事是一个经典的案例，反映了医学界对女性根深蒂固的偏见。每天，在医学的每一个领域，从医生的办公室到全国各处的急诊室，女性都会听到类似这样居高临下的言论：

"亲爱的，这一切都是你的臆想。"

让我说清楚：这不仅仅是因为女权主义——当然，如你所知，我是一名女权主义者。这也不仅仅是女性对医生和医疗机构如何对待她们的主观感受。这是整个医学界的一个经过科学验证的事实。女性被误诊，接受的治疗和服务不足，一部分原因在于她们说自己出了问题时医生们不相信她们。

为什么女性在各种重要的健康问题上的预后都较差？为什么女性如此频繁地被误诊？当我们提出这样的问题时，不仅要关注女性独特的生理因素（正如我们在前几章所做的那样），还需要考虑社会传统，即女性能做什么、不能做什么的集体潜意识所导致的惯性思维。

越来越多的证据表明，有一件事是确定无疑的：女性不是骗子。

## 隐性偏见的本质

我的丈夫也是一名医生，他最近给我讲了一些事，完美地概括了医学界是如何对待（或者不如说是忽视）女性独特的症状的。

据说，一位著名的神经病学家（白人，男性）曾经在医院的休息室里和我丈夫的一位同事聊天。

他开口说道："你知道，我们对感觉异常（paresthesia）有一个处理流程。"

感觉异常是用来描述"发麻"的医学术语。这可能标志着多发性硬化或莱姆病所致的贝尔氏麻痹的发作。这种症状并不很痛苦，但足以引起你的注意。

感觉异常也会让我们这些急诊室的医生匆忙把你送到放射科检查，因为你在发生脑卒中时也会有这种症状。

"什么流程？"我丈夫的同事问道。

"这个嘛，"神经病学家得意地笑着说，"当他们进来时，我问的第一个问题是：'是男性还是女性？'如果是男性，我就会说：'让我们去做个 CT 扫描。'如果是女性，我就会说：'停下，这只是焦虑症，这一切都是她的臆想。'"

当我丈夫分享这个故事的时候，我惊骇地看着他："你一定是开玩笑吧。"

我丈夫不自在地耸了耸肩："这就是关起门来说的话。他不会真的这么做的。"

关起门来说的话。可不是嘛。我们以前都听过这话。

当一位在业内备受尊重并且有一份漂亮履历的杰出的神经病学家做出这样的声明时——哪怕只是开玩笑——都反映出医学界对女性的偏见有多深。他不会去考虑一位女性真的发生了脑卒中，而是立刻假设一个精神性疾病的诊断。

除了丰富的实际临床经验之外，医务工作者每天都会把自己内化的信念、社会习俗、认知偏见带入到工作中。这些滤镜会让人产生某种预期、先入为主的观念或思维定式；举例来说，我们经常在做深入的检查之前就能诊断某种疾病，因为我们之前见过它们。然而，如果不加审视，这些滤镜也会产生偏见，使他们戴着有色眼镜看待世上的一切——包括他们治疗的女性。

不只是男性医务工作者会带有这些偏见，由于社会的长期影响，女性可能会比男性对其他女性更缺乏同情心。

然而，如果你问大多数医务工作者，他们会说自己没有任何偏见——他们是完全客观的，会根据具体情况做出判断。这就是无意识偏见的特征，由于它是无形的，因此更难消除。

在我们的社会中，女性通常被认为比男性更弱小，更容易情绪失控，更不能耐受不适与疼痛，更可能夸大自己的感觉以期"获得关注"。尽管在过去的60年里，女性在争取平等方面取得了巨大的进步，但这种观念依然存在。

而在实时的医疗实践中，这意味着女性的主诉问题不被重视。就像莉迪亚一样，他们一遍一遍地告诉医生她们的身体感受，却被告知这只是她们编造出来的。

诚然，女性表现出情绪会比男性更容易被社会接受。但是表达情绪并不意味着女性是"歇斯底里的"。这并不意味着她们通过夸大和表演来获得关注。这只是她们在表达自己的感受。然而，由于男性通常更"坚忍"（也就是说克制或隐藏自己的情绪），于是在我们的社会中，表达自己感受的女性被认为"软弱"或不可靠，而男性则被视为"坚强而情绪稳定"。带着这样的观点，医务工作者更容易忽视女性所说的话——无论他们自己有没有意识到这一点。

　　无意识偏见的一个主要表现就是假设女性的症状更可能是由情绪导致的。举例来说，在一项研究中，患者们都具有类似的肠易激综合征（irritable bowel syndrome，简称 IBS）症状，研究者们发现男性更可能被推荐去做 X 光检查，而女性则被给予抗焦虑药物和改善生活方式的建议。[1]一项回顾性研究发现，当患者是女性时，急诊医生遵循美国疾病控制与预防中心的指南去记录和治疗由性传播的疾病的可能性更低，特别是在完整地记录症状和给予出院指导方面。[2] 2012 年的一项研究发现，严重受伤的女性被急诊医护人员送往急诊室或其他创伤中心的可能性更低（女性病患中的 49%，男性病患中的 62%）。在考虑了其他变量之后，研究者认为，受害者能否获得针对创伤的医疗服务，性别因素在其中发挥了作用，而"对受伤严重程度的不同认识、在创伤护理中心获益的可能性以及无意识的性别偏见也许是造成这种差异的原因"。[3]正如我们在第三章中看到的，女性接受恰当的心脏检查的可能性更小，更有可能接受一些不恰当或者无效的诊断检查[4]；

当这些检查没有发现典型的男性模式的症状时，焦虑症往往会成为默认的诊断。

这一切都归结于一个错误的信念，那就是女性天生会夸大她们的症状。不错，女性更容易对发生在她们身体上的事产生明显的情绪反应——但这并不能否定身体上发生的事情。

事实上，正如我们将在下一节探讨的那样，女性对应激的反应在许多方面与焦虑症的症状相关。然而，是疾病引起了焦虑的症状，还是焦虑本身就是疾病的根源，这是截然不同的两件事——混淆两者会威胁到女性的生命。

## 焦虑症应该是一个排除诊断，而不是默认诊断

最近，我遇到了琳赛·J.古林博士（MD），这位神经心理学家的办公室就是一间"遗弃病例"的储藏室。每当她认识的医生搞不清楚自己的女性患者出了什么问题时，就会把她们送到她这里——因为如果医生们搞不清楚问题所在，就会假定这些女性无论发生什么都是源自心身疾病。

古林博士给我讲了她的一个患者的遭遇。这位患者有非常严重的脊柱疼痛，但每当她服用伐昔洛韦治疗口腔疱疹时，疼痛就会消失。她的医生说这是心身疾病，很可能和她的焦虑有关。而她坚持认为自己的脊髓液里有疱疹病毒，对她来说，这是唯一合理的解释，既符合她的所有症状，也解释了为什

么伐昔洛韦是唯一能改善她疼痛的药物。她所需要的只是有人能给她开一个腰椎穿刺的检查来看看究竟发生了什么，好获得她所需要的治疗以终止疼痛。

古林博士不明白为什么这位女士最终会带着焦虑症的诊断来到她的办公室。毕竟，众所周知，疱疹病毒会潜伏在脊髓神经中，所以这并不是什么不着边际的推断。"对我来说，腰椎穿刺听起来很合理，"她耸了耸肩说，"所以我就预约了一个。"

事实证明，这位女士确实患有脑脊髓疱疹。由于终于有一个人肯倾听她，她获得了所需的治疗。

这个故事有一个完美的结局，然而许多其他故事就不是这样了。如果不是我的同事肯倾听自己的患者，这位女士可能依然生活在极度的痛苦之中。

我们在前面的章节中提到过焦虑症如何成了女性的"首选"诊断——也就是说，如果医生们搞不清楚哪里出了问题，就会把焦虑症当成默认的解释。正如现在你所知道的，焦虑症确实可以产生类似许多重大疾病的症状，比如心脏病发作和脑卒中，也可以产生类似许多不那么严重的疾病的症状。那么，为什么当女性因为心慌、胸痛、气短来到当地的急诊室时，与因同样症状来就诊的男性相比，她们更可能被扣上焦虑症的帽子？为什么因为腹痛来就诊的女性更可能被打发回家，让她们服用抗焦虑的药物而不是被推荐做肠易激综合征的评估？

答案当然是隐性偏见的存在以及社会对女性长期影响的作用，这种作用让女性不相信自己内在的智慧，让她们不是相信自己的感觉而是为之道歉。

我见过许多有类似心脏病发作症状的女性来到急诊室。在等待就诊的时候（通常比应该等的时间更长，因为女性模式的心脏病发作不像男性症状那么明显，所以得不到优先就诊的机会），她们常常"说服自己冷静下来"。她们试图给自己的感觉找一些合理的解释，其中部分原因是她们不想被人认为歇斯底里。

也许当一位女性打电话给丈夫告诉他自己在急诊室的时候，丈夫会问她："你确定不是焦虑症发作吗？"她一边等着值班医生接诊，一边考虑这个问题。于是，当实习医生或住院医师出现在她面前时，她会说："我觉得胸口痛，我感觉很虚弱，不过……也许这只是焦虑症发作。"出于某种原因，她觉得需要为自己的症状道歉，于是找到这样一个最没有冒犯性的解释。而由于她自己报告了焦虑症发作，她的医生便更倾向于忽视她的症状而不是进行深入检查。

一旦焦虑症的诊断出现在女性的病历上，之后每一次就诊医生都会被这一行内容所影响。"哦，这里写着你患有焦虑症，所以你可能并不需要为了肠易激综合征而做 X 光检查。你的焦虑症可能会导致消化系统症状的发作，但是它看起来不像是肠梗阻或者其他急症。"或者是："哦，我看到你患有焦虑症，你知道这会导致胸痛吗？"

或者，在我提到的那位神经病学家那里就变成了："你有焦虑症的诊断，你很可能并没有脑卒中。"

一项发表在《新英格兰医学杂志》上的关于心脏病误诊的研究纳入了一万多名心脏病患者，发现因为胸痛或其他明显的心脏病发作症状来急诊的 55 岁以下女性，被打发回家的可能性是男性的七倍。这让她们死亡的风险增加了不止一倍，也显著地影响了她们的预后。[5]

最近我在自己的急诊室就见到了一个这种例子。

很多女性都有室上性心动过速（supraventricular tachycardia，简称 SVT）发作的经历。这是一种突发突止的心律异常。心跳会在毫无征兆的情况下突然加速，导致女性出现气短、出汗的症状。不过这种异常心律也会毫无征兆地消失——因此很多时候等她来到急诊室的时候，她的心跳已经恢复正常了。

桑迪就是这些女性中的一员。她不断因为心悸、皮肤潮红和胸部不适来就诊。在她的病历上也有焦虑症的诊断，于是她一次又一次地被告知："你这是惊恐发作。"

"我知道惊恐发作是什么感觉。"她回答说，"这不一样。"

最终，她被打发回家了，带着一个动态心电图设备——本质上就是一种个人心电图监测设备，可以连续 24 小时或更长的时间监测心电活动。桑迪返回的时候，她的监测结果清楚地显示她饱受 SVT 的折磨。然而如果不是她坚持认为自己除了焦虑症状之外还有别的问题，她很可能就得不到控制心动过速所需的治疗。

我不是自己急诊室里唯一的教育工作者，我也不可能在每一次接诊患者的时候都在场，但我依然觉得如果发生类似这样的错误，我有一部分责任：因为我们是一家教学医院，我的工作就是督导实习医生和住院医师，帮助他们在工作中学习。

"你认为该怎么解决这样的情况？"后来我问自己带的住院医师，当初就是她打发患者回家的。

她当然知道我为什么要这么问，不过她的回答还是让我很欣慰："我觉得对于那些有典型 SVT 症状的女性，在诊断她们为惊恐发作之前，我们应该先让她们做动态心电图监测。"

换句话说，我们不应该一听到女性有某些特定症状就把焦虑症作为默认诊断，我们只有在排除了躯体疾病之后才能考虑这样的诊断。

在这一切当中真正让我恼火的一点是——至少在我的急诊室里——大部分在病历上有焦虑症诊断的女性甚至都不符合焦虑症的诊断标准！

广泛性焦虑障碍（generalized anxiety disorder，简称 GAD）和惊恐障碍（panic disorder，简称 PD）是当今美国

最常诊断的两种精神障碍。然而，这两种疾病都有与之相关的特定症状。《精神障碍诊断与统计手册》（*Diagnostic and Statistical Manual for Mental Disorders*，简称DSM）将GAD定义为：

A）对许多事件或活动（比如工作表现或在学校的表现）感到过度焦虑和担忧（不安的期待），在许多天里出现，持续时间至少六个月。

B）患者觉得难以控制这种担忧。

C）焦虑和担忧伴有以下六种症状中的至少三种（在许多天里出现，持续时间至少六个月）：坐立不安、容易疲劳、难以集中注意力（或头脑一片空白）、易怒、肌肉紧张、睡眠障碍。

D）这种焦虑、担忧或躯体症状引起了有临床意义的痛苦，或损害了社交、职业或其他重要方面的功能。

E）这种紊乱不能归结于某种物质导致的生理作用（比如毒品滥用或药物使用）或其他躯体疾病（比如甲状腺功能亢进）。

F）这种紊乱不能更好地用其他疾病解释。

编写DSM的美国精神医学学会明确指出："有时感到焦虑"或对某个症状或事件感到焦虑并不构成GAD。这些指南还清楚地规定，在做出GAD的诊断之前，必须彻底排除其他常见的躯体和精神疾病。

以我的经验来看，大部分被诊断为焦虑症的女性并不符合 DSM 对这种特定的（真的令人衰弱的）疾病的诊断标准。然而在你的病历上看到这一诊断，别人会对你的一切——从躯体症状到情绪反应——都产生先入为主的假设，严重影响你的医生如何看待你对症状的主观描述。这将决定你会接受哪些检查、服用哪些药物，以及某些特定的症状是被忽视还是被当成严重疾病的报警信号。简而言之，你的病历上关于焦虑症的这条漫不经心的备注会导致大量的误诊——甚至包括把心脏病发作错当成惊恐发作。

当然，还有许多女性确实每天都饱受 GAD（还有它的表亲 PD）的折磨。在这里我没有任何要贬低她们经历的意思。事实上，患有重症 GAD 的女性甚至更容易被误诊，因为她们有严重的躯体症状。

不过，那些不符合 GAD 临床定义的女性又如何呢？为什么她们总是被扣上焦虑症的帽子？答案也许和女性的躯体如何处理应激有关。

一项名为"应激反应中的性别差异：发育与生物学因素的作用"的研究发表在《工业精神病杂志》上。研究发现，在实验室条件下，男性和女性对急性应激的反应明显不同，包括"下丘脑-垂体-肾上腺"（Hypothalamic-Pituitary-Adrenal，简称 HPA）轴的活动（比如皮质醇）和交感神经系统的活动（比如心率和血压）"。[6]

研究发现："男性和女性的 HPA 轴反应模式显著不同。"抛开那些技术细节，简单地说，研究的结论是：男性面对应激更可能表现为经典的"战斗或逃跑"的反应模式，而女性更可能采取"照顾和友善"的模式，这会激活边缘系统（大脑用于处理情绪和记忆的部分）。研究还发现："HPA 轴过度激活是严重抑郁症、社交恐惧症、惊恐障碍症、广泛性焦虑症、强迫症、对感染性疾病易感和心血管疾病的共同表现。"所以作为 GAD 特征的应激反应增强同样也可以出现在心血管疾病中——以一种女性特有的方式。

虽然还需要更多的研究来证实这项研究以及其他研究的发现，但我个人认为，对于那些找不到病因的患者，正常女性的应激反应可能看起来像焦虑症，但其实并不是焦虑症。

当然，换个角度来看，也可以说应激状态下所有的女性在医学上都是"焦虑的"——恐怕正是这一点造成了普遍的偏见，导致女性被误诊为焦虑症。由此产生的恶果我们只看到了冰山一角，但这使得用不同的方法研究男性和女性变得更加必要。

当我们这些了解其中差异的人致力于改变这种威胁生命的偏见时，女性为自己作主同样十分重要（无论她们是不是真的相信自己患有焦虑症）。

你对自己医疗记录中的信息是有所有权的。你可以要求获得一份副本，以便与自己的医生进行更深入的讨论。如果其中有你认为不准确的记录或诊断，你可以要求他们进行修改。（不过要注意，你的医生在同意修改之前，很可能会要求你提供修改的理由和／或证据。）

然而，如果你真的要去审核自己的医疗记录，我想明确地警告你：你可能因此被贴上另一种不恰当的、你不想要的标签……

## "牢骚鬼"

有一部分女性被许多医疗工作者称为"牢骚鬼"。简单地说，当一些医生看到病历夹里充满了各种检查结果、专科会诊报告和各式各样的诊断时，他们的第一反应不是这位女性没有得到正确的诊断，而是这一切都是她编造出来的——她是那种"脑子有病"的人。

我要承认确实有一小部分患者是受质疑的。有些患者对症状的担忧远远超过实际的风险。（研究显示，来急诊室或紧急护理中心就诊的患者中，有 4%~6% 的人按照 DSM 的标准患有疑病症或"疾病焦虑障碍"。）[7] 有些人会编造症状以获得关注。当然，还有少数患者似乎就是喜欢毫无理由地与医生争吵。

但是在绝大多数情况下，我发现"牢骚鬼"并没有夸大其词或故意挑起事端。她们的担忧是合情合理的，而这些担忧——出于各种各样的理由——被忽视了。

举例来说，一名女士可能会因为持续的胸痛去看全科医生。如果她的负荷试验没有发现任何（男性模式的）心脏病危险征象，医生可能会告诉她这是酸反流或胃食管反流病（gastroesophageal reflux disease，简称 GERD）。她可能会被送到消化科医生那里，后者告诉她这不是反流，但有可能是肌肉拉伤。于是她又去看了骨科医生，骨科医生说她没有任何问题，也许是她的焦虑症发作了。于是她回到自己的全科医生那里，后者给她开了抗焦虑的药物并建议她进行心理咨询。在这个过程中，她的病历夹里塞满了各种检查报告和数据，却没有得到任何可以解决实际问题的线索。

她可能会开始问自己，我该怎么办？我知道有什么地方出问题了，但是没人能搞清楚问题在哪儿！这就不难理解，出于自然的应激反应，这时她可能真的开始焦虑了，这会让她的症状变得更加复杂。也许当她第四或者第五次来到当地的急诊室时，她的主治医师会看着她塞得满满的病历夹对自己说，哦，伙计，这是个牢骚鬼。于是医生用止痛药把她打发回家，建议她"放松几天"——不是因为他不想帮忙，而是因为他所知道的办法都已经尝试过了却毫无效果。

最近，在给一群女性医生做完报告之后，我和葆拉·J. 拉可夫博士（MD）聊了起来，她是一位风湿病学家，最近一位同事刚把一名"牢骚鬼"介绍到她的诊所。这名患者多年来一直间断地出现背痛、侧腹痛、颈部疼痛和全身不适的症状。她来到拉可夫医生的诊室时带着一本写满了症状的笔记。她的电子病历上填满了各种显示阴性或"模棱两可"的检查结果。

"她不停地向我道歉，"拉可夫告诉我，"她不停地说：'这些不是我编出来的！你一定要相信我！'最终我还是给她开了一系列检查，尽管我在心里想，如果并没有什么异常发现，我该怎么和她解释？"

事实证明，确实有些异常被发现了。原来这位患者一直饱受克罗恩病*的折磨。不只是她的肠道严重受损，炎症过程还影响到她的全身，导致了她的所有症状。

"在做出诊断之后，我把她送到一位胃肠病学家那里，患者得到了正确的药物治疗，"拉可夫医生说，"多年以来，她第一次感觉好转了。"

当"牢骚鬼"来到我的急诊室时，她们对我来说就是比普通患者需要更多时间的患者。通常，当我有足够的时间接诊她们的时候，她们的故事就会浮出水面——就像莉迪亚那样。她们会告诉我，自己的症状是如何影响生活的许多方面的，以及当她们说"我有什么地方出了问题！"的时候，她们的

---

\* 克罗恩病（Crohn's disease），肠道慢性炎性疾病，可以累及从口腔到肛周的整个消化道，表现为腹痛、腹泻、腹部包块、发热和体重减轻等症状。

医生是如何不相信她们的。

由于我对女性身体和症状的了解，我可以从新的角度看待她们。我会申请新的检查并回顾她们档案中已有的检查结果。最重要的是，在我们共处的时间里，我试图找出她们真正想要的东西。是为了获得诊断？是为了感觉好一点？还是仅仅为了被倾听，哪怕我一时也没有所有问题的答案？通常情况下，最终我会把这些患者介绍给我认识的某个专科医生，他们会提供检查去搞清楚到底发生了什么问题，并给予患者所需的治疗。

至少，我可以向她们保证她们并没有发疯，这一切并不是她们的臆想。

## 小结

解决医学界对女性的隐性偏见是一个让人望而却步的任务。我每天都会看到这种偏见，这让我十分气愤。然而，我并不认为解决问题的方案是让女性愤怒地冲进医生的办公室要求获得公平的对待。尽管一开始可能获得满意的结果，但不幸的是，这种做法最终只会强化我们努力想要消除的那种无意识偏见。

然而愤怒也可以变成潜在的动力，从而拥有巨大的建设性。用你合理的愤怒去影响资金投入、研究方向和政策制定的决策过程。支持你社区中的女性医生和科学家，帮助她们发声。（来自斯坦福大学性别革新项目的一个研究团队最近发现，女性研究者和基于性别的研究分析之间是有联系的。[8]换句话说，女性会思考女性相关的问题！）与你当地的研究机构和国家疾病基金会谈谈，建议他们资助有关隐性偏见及其对女性影响的研究。在社交媒体和网络上分享你在本书中学到的东西。

看在上帝的分上，不要为自己的痛苦、挫败或突然发火而道歉！

另一方面，当你面对医生的以及任何可能存在的隐性偏见时，关键是不要冲突而是要教育。行为科学告诉我们，人们在正面对抗时不太可能做出改变；教育和理性的讨论产生效果的可能性要大得多。让我们面对现实吧，你的医生也是人，和其他人一样。

所以，女性怎样才能教育她的医生呢？

1. 首先，你要了解自己的健康状况——不只是你所面对的疾病，也包括你作为一个女性整体的健康状况。（你在本书中所学到的是一个很好的开始，不要害怕在就诊的时候带着它！第三部分中的开场白会特别有用。）你可以要求获得你病历夹中所有内容的副本，并尽你所能了解这些信息——尤其是当你被毫无根据地诊断为焦虑症的时候。

2. 像他们说的那样，尽一切努力"管理好你自己的生活"。

要清楚自己的病史。任何时候都要携带一份最新的处方清单。对于目前你身体出现的问题,要清晰地和医生沟通。不要隐瞒、减少你病史中的任何内容,也不需要为之道歉。即便不考虑性别差异,你的医生也需要所有相关信息来得出合理的诊断并给出建议。要记住,尽管化验和检查在诊断过程中占有很大的比例,但也只有在我们知道要寻找什么时,它们才是有用的。

3. 多问问题,问大量的问题。要求医生详细解释你的医疗状况、处方和任何需要关注的不良反应。不要害怕说"你能不能用非医学术语解释一下好让我能更好地理解?"。要求解释和澄清并不会让你看起来愚蠢。这会让你成为一个见多识广的现代医学消费者。(如果你在拟定自己的问题时需要帮助,我会在第十章给你一些详细的指导。)

4. 掌握所有的事实。如果你一和医生说话就容易紧张(或者即便你不紧张),在每次预约就诊时准备好一份所有相关信息的清单在手边,这会非常有助于引导谈话。举例来说,你可以写下如下内容:

——你的既往病史。

——你的外科手术史。

——你目前和既往所用过的药物,包括剂量。

——任何你所服用的非处方药,包括阿德维尔或泰诺这样的止痛药、维生素、抗酸药等。

——任何你最近做过的化验和影像学检查，包括 X 光、CT、超声、心电图、核磁、负荷试验等。

——任何食物、药物或其他物质过敏史。


5. 最后，如果你确实患有焦虑症，然而这一次的症状和以往不同，那么一定要清晰地告诉你的医生你现在的感觉和惊恐发作或其他焦虑症相关的发作究竟有什么不同。再次强调，当你平静下来时，事先把对症状的描述写下来会有所帮助。哪怕写下来的只是细微的差别也会对获得你所需的治疗产生巨大的影响。

# 重点——你要获取的关键信息

• 总的来说，女性更有可能因为各种各样的问题被诊断为精神疾病而不是躯体疾病。

• 焦虑症是女性的默认诊断，这就是说，如果医生无法解释某个症状，通常就会假设它是焦虑症引起的。

• 隐性偏见使得女性更难获得恰当的诊断和治疗，特别是对于那些症状类似于焦虑症的疾病。

• 在和医生交流的时候，女性需要停止道歉或转移话题。相反，她们应该搞清楚自己的症状和感受，对于发生在自己身体上的事情，她们应该相信自己的感觉。

第六章

# 更加敏感：女性与疼痛的关系

不久前，我值夜班的时候，一位女性因为外阴疼痛来就诊。

是的，外阴疼痛。她的整个会阴部发炎肿胀得如此厉害，以至于她甚至无法坐下。然而没有人能搞清楚这是什么导致的。

我负责处理她的离院，这意味着我要决定她能不能回家，尽管之前的主治医师所开的检查对她的问题并没有给出任何答案。

我叫上我的住院医师说："让我们去看看她。我们需要和她聊聊，看看有什么我们能做的。"

在我拉开帘子的那一刻，我能看出她真的非常痛苦。短短几分钟的谈话里，我得知这位名叫玛格丽特的女士因为这个问题已经看过她的初级保健医生，并计划在几天后进行MRI 检查，但她无法等到那时再找到解决疼痛的办法。她在家服用的泰诺完全不能缓解疼痛。

玛格丽特用抑扬顿挫的约克郡口音告诉我，这种疼痛已经持续了好几周，可她依然没有得到任何答案。她希望不久之后进行的 MRI 检查能给出答案，不过其实这一点也不能确定。

　　我想要给她一些能够缓解症状的东西——好让她可以恢复如常——于是我提出使用吗啡。

　　"不，"她说，"这太可怕了，我觉得这比疼痛本身还糟。"

　　"曾经有什么疗法真的对你有效吗？"我问。

　　"我第一次发病的时候坐着救护车来到这里，他们给我打了一种药，我记得叫酮什么。那让我好了一阵儿。其他的药都没有用。"

　　"我想你说的是酮咯酸。这是我打算向你推荐的替代疗法之一。我们这就安排给你用上这个药。"

　　尽管我只能让玛格丽特从疼痛中缓解几个小时，但她非常感激。随着酮咯酸开始起效，她的整个身体都开始放松起来。你可以明显地看到她脸上和肩膀的紧张感消失了。等她打电话让姐姐开车接她回去的时候，她已经打起了哈欠。

　　"这将是这些天以来我睡的第一个好觉。"她说。

　　从医学的角度看，玛格丽特得到了很好的照顾。她的初级保健医生尽了一切努力试图找出问题所在，甚至当我们在大半夜要求获得更多信息时也给出了回应。然而，尽管一切按部就班地进行，检查也已经安排好了，玛格丽特却依然要在疼痛中等待——而这种疼痛如此剧烈，以至于她要在半夜两点从家里来到急诊室。

我见过许多沮丧的女性来到我的急诊室。她们正处于下一次检查或就诊的间隙，由于各种各样的原因，她们没有得到自己需要并且应得的答案。她们来这里是因为找不到别的办法来熬过这一天或这一夜。她们并不是"寻求药物"，就像玛格丽特一样，在有人帮她找出问题所在之前，她们只想能够正常地生活。

## 为什么我们要轻视女性的疼痛？

疼痛是男性和女性来看医生的主要原因。大多数情况下，是疼痛让一个人最终来到急诊室——无论是因为心脏病发作或阑尾炎这样的急症，还是骨折这样的外伤，又或者是某种还未确诊的疾病，就像玛格丽特的外阴疼痛。疼痛是身体告诉我们有地方出了问题的方式。

由于各种各样的疾病都会表现为疼痛，你可能会认为疼痛会被平等地对待，无论何种性别。但事实绝非如此。实际上，两性所接受的疼痛护理截然不同。

女性患者的疼痛得到充分治疗的可能性更低。她们不太可能及时得到足够剂量的止痛药物。当她们报告疼痛症状时，她们比男性更容易得到精神疾病的诊断。[1]（是的，焦虑症的误诊在这里又出现了。）

事实证明，女性对疼痛的耐受度和疼痛的阈值都比男性的低。在同样的情况下，她们比男性更可能获得较高的疼痛评分，更有可能报告急性和慢性疼痛，也更有可能因为疼痛寻求治疗。

在医学界，这些事实被用来当作轻视女性疼痛的借口——把她们描述为过于敏感或者给她们贴上"喜欢寻求关注"的标签。然而我的观点恰恰相反，我觉得问题在于我们缺乏相关的知识、研究和流程。事实上，我们并没有完全了解男性和女性疼痛体验的差异——所以期望两性被平等对待是不合理的。

我们仅有的用于评估疼痛的工具是主观的。虽然我们可以测量生命体征——比如心率、呼吸频率和血压——但这些并不是关于疼痛的可靠的指标。它们只是一种粗略的估计。剩下的用于评估疼痛的手段包括疼痛量表（"在从 1 到 10 的分级中，您的疼痛属于……"）和视觉模拟工具（"选择一个符合你疼痛程度的表情符号"）。这些都是交流的工具，但是很难用于收集客观的数据。

那些被引用来证明女性比男性对疼痛的耐受度更低的研究是这样进行的：将不同性别的受试者的手臂放进装满冰水的桶中，或者在他们的手指上接上电刺激装置。[2] 女性更早地将疼痛描述为"无法耐受"的程度，因此被认为对疼痛的耐受度比男性更差，因为后者可以坚持更长的时间。然而，这种行为是否真的反映了对疼痛的耐受度？还是女性对可能导致生命危险或肢体缺失的感觉在多个层面上更敏感？会不会因为女性的大脑只是建立了"这种疼痛可能会伤害到我"的联系，评估了持续损伤的可能性，然后基于一系列彼此关联的精神和躯体因素选择了躲避疼痛？或者她们只是对寒冷的耐受度更差？此时此刻，想要做任何可靠的推测都是不可能的，但这些都是非常有趣的问题。

此外，根据我的观察和经验——当然，这也是主观的——通常女性就是比男性对自己的身体更敏感。这也许是为了适应我们生育孩子这一生物学功能的需要（还有感知胎儿在我们体内的发育），又或者这只是因为我们神经系统的连接方式不同。无论是什么原因，女性都比男性更容易在症状首次出现的时候注意到它们，也更有可能更早、更频繁地寻求治疗——仿佛她们能够听到自己的身体在低语："有什么地方出了问题。"另一方面，男性似乎更可能会忽视自己的症状或者对寻求治疗有抵触，其中一部分原因是社会长期以来对两性的刻板印象，认为他们应该"像个男人""振作起来"。关于脑震荡的体育文献支持了这一点：男性通常会避免告诉教练自己可能头部受伤了，以免在下一场比赛中不能上场。

不幸的是，在性别差异方面，我的观点属于少数派。在我这个领域的从业者中，绝大多数人认为，女性就是比男性更容易报告疼痛——也就是说，更容易"抱怨"——这是一个临床事实；因此，她们的疼痛经常不被重视。你可以想象，这对女性会有很大的影响，特别是对那些患有慢性疼痛或疼痛疾病的女性。

我认为我的工作有很大一部分就是教育其他医务工作者，把我们已知的疼痛和疼痛通路的性别差异告诉他们——因为疼痛是决定人们何时、为何以及如何寻求医疗的关键因素——以帮助他们在救治患者时考虑到这些差异。我们有责任对有关两性在疼痛反应、疼痛通路和治疗方面的差异的新数据持开放态度，并相应地修正我们的诊疗方式——即便这可能意味着挑战我们的传统观念。

## 疼痛和疼痛缓解的生理学

我对这个主题的研究越多，就越是认识到女性并不只是对疼痛更"敏感"。事实上，她们处理疼痛的过程和男性不同——无论是从生理学、生物学、心理学还是从细胞水平上来看都是如此。

因此，显然女性的疼痛必须依照不同的标准来治疗、管理甚至识别。然而，由于目前大多数有关疼痛的研究都是基于男性模型的，所以我们还做不到这一点。

当然，造成这些差异的最主要原因是我们的性激素。大部分细胞都会产生性激素（比如雄激素、雌激素和孕激素）

并对其产生反应——包括中枢神经系统的神经细胞。不仅如此，从胎儿时期开始，性激素就直接影响中枢神经系统的组织和功能。这意味着在生物学上，男性和女性的神经传导——包括对疼痛的感知和反应——就是不同的。

负责感知疼痛和镇痛（减少或抑制疼痛）的大脑区域同时具有雌激素和雄激素受体，由于雌二醇（一种雌激素的变体）调节参与信号转导的蛋白，因此它似乎在结构和分子层面上对中枢神经系统都起到重要的调控作用。血液中的雌激素似乎还会影响神经递质，比如多巴胺和血清素。举例来说，这就是为什么偏头痛更容易发生在月经周期的特定阶段，因为雌激素水平的下降会降低对血清素的感受性。

性激素还会和大脑、脊髓以及全身各处外周神经系统上的受体结合。它们帮助调节对疼痛的感知和反应，甚至可以导致额外的受体产生以控制疼痛反应。

如果发生什么导致了疼痛，痛觉感受器——负责识别疼痛的感觉神经——就会受到刺激。痛觉感受器的工作就是把疼痛信号传递给中枢神经系统，在那里做出反应。不过，在这一过程中，很多因素都可能会改变信号（也就是感觉），使其增强或减弱。

从本质上讲，止痛药会以某种方式拦截或减弱从痛觉感受器传向大脑的信号。但是由于疼痛的接受与感知受性激素的影响很大，由于女性炎症反应的独特性质，也由于女性细胞向中枢神经系统传递疼痛的方式不同，女性对很多治疗方法的反应都和男性不同。[3]事实上，对男性有效的疗法对女性不一定有同样的疗效——甚至可能完全无效。

伯明翰阿拉巴马大学的助理教授罗伯特·E.佐尔格博士（PhD）和他的同事们通过动物模型证实了这一点。他们给患有持续炎症和疼痛的雌性和雄性小鼠分别每次注射三种可以抑制小胶质细胞功能的药物中的一种（小胶质细胞介导了中枢神经系统的免疫反应）。在雄性小鼠中，三种药物都逆转了疼痛的敏感化，但是它们在雌性小鼠中全都无效。[4]

虽然在动物模型中得到的结果未必能完全复制到人类身上——这是医学界的共识——但这项研究显示了雄性和雌性小鼠有截然不同的生理过程，这一点十分耐人寻味，表明我们有必要在人类身上进行类似的研究。

另一项开创性的研究在得克萨斯州进行，针对压迫背根神经节（这里汇集了脊神经背根的神经元）的脊髓转移瘤患者。背根神经节是中枢神经系统主要的信号中心，从本质上讲，它们收集身体各个部分的信息然后传递给大脑。研究者们发现，在切除这些患者的肿瘤之后，男性和女性患者针对疼痛的炎症反应是不同的。事实上，在男性和女性受试者身上，与疼痛和炎症相关的基因表达是不同的。这意味着，从本质上说，在出现问题时男性和女性躯体以不同的方式向大脑发送信号。于是研究者们得出结论，对于慢性神经痛的反应是存在性别差异的。[5]

这是一个值得研究的引人入胜的概念，特别是因为它和女性患者的疼痛管理有关。和其他止痛药物不同（比如佐尔格博士和他的团队所研究的小胶质细胞抑制剂），阿片类药物确实看起来对治疗女性疼痛是有效的——尽管女性比男性更容易出现不良反应。这样就解释了为什么给女性开阿片类处方药，比如羟考酮（Percocet, OxyContin）、氢可酮（Vicodin）的比率如此之高，特别是对于育龄女性。这也部分解释了为什么女性比男性更可能在没有处方的情况下使用阿片类药物来应对慢性疼痛或自我治疗焦虑症等情绪问题。不幸的是，阿片类药物的普遍应用也为成瘾和药物滥用铺平了道路。

和医疗领域中的很多其他问题一样，几乎所有的疼痛处理流程、药物使用和治疗措施都是基于男性模型、雄性动物实验和以男性为中心的研究来实施的。事实上，最近发表在《疼痛》杂志上的一篇综述指出，在过去10年中，发表在该杂志上的动物研究至少有79%只纳入了雄性动物，而只纳入雌性动物的研究占8%，比较性别差异的研究只占4%。[6]然而，正如我们所观察到的，这些以男性为中心的研究结果随后却被应用于女性，仿佛她们在生物学上与男性毫无差别一样。

为了给女性更多、更好的选择来治疗急性和慢性疼痛，我们需要理解她们的疼痛是如何被感知、被传递和被处理的——特别是涉及持续性疼痛和慢性疼痛疾病时。因为我们不理解女性特有的疼痛通路，所以从本质上讲我们是用大撒网的方式来解决问题的，寄希望于其中某个疗法能够起效。想象一下，如果我们能够开发出针对女性特有的疼痛信号和炎症模式的药物，我们是否就可以用较低剂量、较少副作用和较少成瘾性的药物来缓解女性的疼痛？

女性患有和神经功能相关的疼痛疾病的比例明显更高，包括纤维肌痛、狼疮和慢性疲劳综合征。这是否和我们的身体处理疼痛的方式有关？

男性和女性的身体都可以产生自己的内部镇痛剂——一种有助于减轻疼痛和炎症反应的化合物。这一过程被称为弥漫性伤害抑制控制。然而，慢性疼痛或诸如纤维肌痛这类疼痛疾病的患者，其弥漫性伤害抑制控制较不活跃或"钝化"。此外，男性大脑和脊髓中的 mu 受体（负责减轻痛觉，同时也是与阿片类药物相结合的受体）比女性的更多，并且这一受体在女性身上作用也没有那么明显，因为其作用受雌激素水平的影响，而女性的雌激素水平随月经周期而波动。这可能解释了为什么慢性疼痛和疼痛疾病在女性身上更常见，并且治疗反应更差。

有一些药物似乎对女性的慢性疼痛有效，特别是神经性疼痛。举例来说，诺立汀（加巴喷丁）和利瑞卡（普瑞巴林）经常被用于治疗纤维肌痛、糖尿病神经痛和其他疼痛疾病，然而，我们并不知道这些药物抑制女性神经反应的确切机制。（事实上，诺立汀是一种抗癫痫药物，不是止痛药，最初并不是要用于治疗神经痛。）由于我们没有完全理解女性疼痛的神经通路，所以我常常会觉得我们只是对疾病抛出各种各样的药物，看哪一个恰好能起效。这对患者来说显然是不理想的，而且对我们的医疗系统来说也是不理想的，特别是因为这些药物会带来一长串潜在的严重副作用，常常让本来就棘手的问题变得更加复杂。

另一个常见的做法是使用抗抑郁药物和 / 或抗焦虑药物来治疗慢性疼痛疾病。提高血清素和多巴胺的水平确实会让慢性疼痛变得更容易忍受，但是从长远来看，这并不是治愈的方法。除非我们对纤维肌痛这类慢性疼痛的病因和发病机制有更深刻的理解，否则我们所能做的就只有缓解症状。

事实上，只有透彻理解了女性疼痛的生理学，我们才能有效地治疗它，否则我们就只能一直拿一些"半吊子"的解决方案来应付这些严重影响女性生活的疾病。拓宽我们的认识不但有助于让女性最终从急性疼痛和慢性疼痛中得到解脱，也有助于我们理解这些药物在代谢、疗效和成瘾性上的两性差异。[7]

## 不仅仅是经前综合征：疼痛与月经周期

激素在疼痛的接收和感知方面起了关键作用，因此女性疼痛——不管是不是慢性的——都不可避免地与月经周期联系到一起。并且由于性别偏见的存在，这又为轻视女性的疼痛提供了另一个借口。

大多数存在性别差异的疼痛疾病出现在青春期期间或之后。随着女孩身体的成熟，雌激素和其他性激素的水平飙升，月经周期就开始了。这些激素作用于中枢和外周神经系统的许多位点，也作用于生殖和非生殖组织的很多部位。也正是从这个时候起，缺血性偏头痛、肠易激综合征、慢性便秘、慢性紧张型头痛，以及其他许多问题开始以其独特的女性形式表现出来。[8]

此外，正如我们所知，女性的慢性疼痛疾病、偏头痛和自身免疫疾病的发病率更高。这些疾病的"发作"与经前雌激素水平的下降相关。控制疼痛的大脑区域具有雌激素受体，同时也有睾酮、二氢睾酮、脱氢表雄酮这类雄激素的受体。雌二醇是雌激素的一种类型，它与中枢神经系统的信号传导特别相关。当雌二醇水平波动时（这在女性月经周期中会自然发生），对疼痛的易感性和感知程度也会随之发生变化。因此，当女性在月经周期某个特定的时间点疼痛疾病"发作"时，她们的疼痛——其中枢神经系统对感觉的感知方式——实际上增加了。这并不是感知本身的问题，而是神经受体的问题。[9]

激素与中枢神经系统和神经内分泌系统的相互作用早有

文献记载，在女性月经周期的某个阶段更容易出现突破性发作，这一点也早已为人所知。然而，当这些女性来到急诊室或见到她们的医生时，很少有人会问她们"你目前处于月经周期的哪个阶段？"或者"你是否注意到你在月经前的一周左右更容易出现偏头痛？"。相反，她们所接受的药物或治疗在一个月的其他三周里是她们并不需要的。然而，那些意识到月经周期与疼痛之间有所联系的医生，往往不愿意在症状发作的这几天里提供有效的治疗，他们可能会用那些陈词滥调拒绝女性患者："这不过是经前综合征。过几天你就没事了。"

对于大部分人（包括很多女性）来说，经前综合征不过是生活的一部分，是女性所必须承受的东西。它几乎被当成身为女性所必须付出的代价，一种正常的流程，只不过恰好在某些女性身上更为严重罢了。

诚然，经前综合征是女性生活的一部分，但是对于一部分女性特别是那些患有慢性疼痛疾病的女性来说，这是令人不适甚至极端痛苦的一部分。那么，为什么我们不能把它当成一个真实的、有意义的健康问题拿出来讨论并寻求缓解的方案呢？

我并不是要在这里油嘴滑舌，不过，如果男性每个月不得不经受周期性的睾丸疼痛，我敢打赌这一定会被重视，一定会有相关的研究，也会有治疗这一问题的新药。就像勃起功能障碍成了"ED"，并且有了漂亮的蓝色药丸一样，男性每个月的睾丸疼痛会有自己的缩写（MTP！），会有精心设计的药物解决方案，还会有支持团队和电视广告——总之，会引起重视。（好吧，这也许有点过于夸张了。不过我可以打赌每个月周期性的疼痛不会成为男人"不得不忍受的东西"。）

然而，与女性月经周期相关的疼痛发作却在日常工作中被忽视了。即便医生进行了寻找疼痛潜在病因的检查，他们也并不总能帮助女性了解究竟发生了什么（很可能是因为他们自己就没有意识到雌激素与疼痛之间的联系），于是女性所担忧的问题被搁置了。这不仅使得女性在此刻得不到帮助，也让她们觉得如果自己表达痛苦会被医生认为是夸大其词，于是在未来她们寻求恰当治疗的可能性也会大大降低。

尽管我们已经知道雌激素和疼痛水平之间有联系，但关于激素的水平和波动具体如何影响女性的疼痛感受，仍有很多问题是我们所不知道的。我们知道这种影响发生了，却不知道究竟为什么会发生。

两项脑成像研究探讨了健康女性中疼痛敏感性的差异是否可以用可视化的方法来测量。[10] 其中一项研究将可以导致疼痛的热量作用于左侧咬肌（连接下颌与颧骨的肌肉，用于做出咀嚼动作）表面的皮肤。研究者在月经周期的两个时间点测量疼痛反应：一次在雌激素水平高的时候，另一次在雌激素水平低的时候。尽管两次疼痛评分并没有显著差异，但研究者观察到了在大脑中的不同的激活模式。在另一项研究中，研究者让受试者在月经周期的雌激素低水平点和高水平点将手指浸入可以导致疼痛的热水中，结果也观察到了大脑激活的差异。不仅如此，研究还发现，两次测试在疼痛和"疼痛所带来的不快"的评分上有所差异。这些研究结果表明，尽管激素水平的变化未必会影响某种疼痛的神经传导，但确实可以影响人们对疼痛的感知和体验——而这是可以通过脑部扫描测量到的。

对于疼痛中的女性这意味着什么？对我来说，这表明我们需要更密切地关注所有这些信息。无论是痛觉感受还是感知的问题，或者两者都有，女性的激素周期确实会影响她们对急性和慢性疼痛的体验。并且正如我们在第四章所了解到的，激素水平还会影响药物的疗效，这其中也包括止痛药。因此，在诊断和处理女性疼痛时，我们要时刻考虑到她们独特的、波动的激素水平。

当然，关于激素水平的讨论也涉及围绝经期*和绝经后的女性。正如我们所知，激素水平的下降会提高疼痛的水平和对疼痛的感知；因此，我们可以假设激素水平和周期的固定变化也会造成疼痛状态和疼痛感知的改变。（我们会在第七章进一步探讨这一问题。）我们还需要更多的研究来了解绝经如何影响女性的疼痛和疼痛敏感性，不过，根据目前我们所知道的，在治疗老年女性时应该考虑到这一点。

---

\* 围绝经期（perimenopausal period），女性从生育期向绝经期过渡的一段时间。

一旦我们能够更全面地理解月经周期如何以整体的方式影响中枢神经系统和疼痛感知，我们就可以根据女性所处的月经周期阶段或生命阶段更有效地治疗疼痛。在此之前，我们需要不断地学习——但也要不断地倾听，无论一位女性对疼痛的体验是否符合我们的成见。

## "燕特尔综合征"*：调高音量

最近，我在急诊室遇到一位名叫珍妮弗的女性。这是她第一次来我的医院就诊，但她一周之内已经第四次到急诊室了。她经历了严重的右侧腹部疼痛和少量的阴道出血，并且感到十分焦躁不安。

"人们一直跟我说，我可能只是有一个卵巢囊肿破裂了。但是没有人真正为我做过任何事！他们说我的超声检查显示存在'盆腔积液'，会自己消失，可我仍然感到疼痛。而且，似乎当我向其他医生解释我需要帮助而疼痛又变得越来越厉害的时候，他们只会把我推给别人，或者试图打发我回家！"

当珍妮弗啜泣着说出自己的故事时，我可以感受到她的恐惧，而我的内心也感到十分不安。仅仅是一个囊肿破裂了？

---

\* 燕特尔综合征（Yentl syndrome），名称源于电影《燕特尔》，其中的女主人公为了接受教育而装扮成男性。

卵巢囊肿很常见而且有时候确实会破裂，因此不被认为是一种医学急症。尽管囊肿破裂肯定很痛苦，但它通常并不危险，也很少需要外科或其他治疗。然而，如果囊肿很大或比较复杂，那破裂就有可能导致内出血、感染甚至死亡。大的囊肿也可以导致某种被称为"卵巢扭转"的疾病，这时卵巢的供血被切断，会引起严重的疼痛，如果不加治疗会导致细胞死亡和不可逆的卵巢损伤。

显然，珍妮弗最初的超声结果让她的医生相信没有必要进一步干预。但是珍妮弗的疼痛和恐惧已经让她错失了很多天的工作和生活。如果疼痛不断加重而不是好转，那么也许有其他的因素在起作用。

引起我注意的是"可能"这个词。"可能"是一种猜测，而不是诊断——尽管在这个病例中，这是一种基于超声结果的有根据的猜测，但不确定性总是让我这个急诊医生的大脑运转起来。珍妮弗确实可能患有卵巢囊肿破裂，这将导致盆腔积液，但她逐渐加重的疼痛也有可能来自其他完全不同的疾病，比如异位妊娠、盆腔炎甚至是阑尾炎。

"我很抱歉你没有得到明确的诊断，"我对她说，"老实说，急诊室并不总是能获得明确诊断的好地方，这里并不是为了进行全面的检查而建立的。我认为你应该尽早打电话预约你的妇产科医生。但与此同时，我会建议你进行 CT 扫描以排除其他引起严重腹痛的病因，然后我们再看看下一步怎么办。"

CT 扫描确实显示珍妮弗的盆腔积液可以用囊肿破裂来解释。幸运的是，没有发现任何内出血。所以，这样看来，最初的诊断是正确的，确实没有进一步治疗的必要。然而，她还有两个大的囊肿是超声检查没有发现的，这可能和她所经历的腹痛有关。我把她转诊给一名外科医生，这样她就可以和医生讨论在囊肿自发破裂之前切除它们的风险和好处。

尽管我不能让她带着"治愈"的结果回家——囊肿破裂所产生的血液和液体需要在接下来的几周里靠她的身体自行吸收——但我还是能帮助她缓解一些疼痛，并且针对她体内发生的事情给出明确的解释。事实上，我觉得自己贡献最大的部分并不仅仅是确认了最初的诊断，而是见证了珍妮弗的个人危机。她在看了那么多医生之后来到我这里，不是为了让我告诉她基本上一样的事情，那不会让她感到自己被关心或被重视。

珍妮弗的经历再一次强化了我的认识：不仅仅是女性的疼痛被区别对待，而且女性如何表达自己的疼痛也是一个非常重要的因素，会决定人们如何对待疼痛。正如珍妮弗所分享的经历，她越是试图向之前的医生解释自己的疼痛，他们就越是不把她当一回事。

不幸的是，类似这样的事情一直在发生。这种现象被称为"放大"，是一种基于性别的偏见，出现在世界各地的医院和医生办公室里。

我和我的同事布鲁斯·贝克尔博士（MD）一起写了一篇

文章探讨这个问题，题目为"男人、女人和疼痛"。[11]

在疾病或创伤急性发作期间，对患者的疼痛治疗不充分的话，会让患者产生负面的预期，这种预期会被他或她带入下一次急诊的过程，影响患者如何表达疼痛的性质、特征和程度。这很可能会导致一种放大效应。患者会更大声地谈论他们的疼痛（这是一种比喻的说法），而医生们则会反射性地"调低音量"，越来越不能听到患者表达疼痛的声音。患者表达疼痛的声音越大越响，医生越是认为患者在夸大其词（某种意义上，他或她确实正在这么做）。这样的话，医疗对话中其他重要的内容也会被误解，从而导致诊断延误、诊断不充分和治疗不当，增加患者的发病率和死亡率……对疼痛的治疗不足会导致患者对就诊过程不满意、不信任、焦虑，甚至产生某种形式的PTSD（创伤后应激障碍）。由此产生了一种恶性循环，使这种行为被放大，这有悖于患者的初衷，明显地破坏了医患关系。此等行为一旦开始就会导致误诊、误治，会对患者造成伤害，也会造成医疗体系的损失。

关键在于，患者的疼痛越是被忽视，她就越是会"放大"自己的疼痛感受，好得到可以帮助她的人的注意。然而，根据我的经验，在繁忙的急诊室，医生和护士很容易将这种求助的呼喊"调低音量"或者静音。毕竟，我们整日整夜地与处于痛苦中的患者打交道，有时，在漫长的一天结束后，我们想把这一切都推到脑后，好继续完成手头的工作。这种做法不但缺乏同情心，而且也给患者造成风险。正如上文所述，这会造成误诊、忽视，继而给患者带来额外痛苦的恶性循环——最终会增加医务工作者的负担。

无论何时，当一个处于痛苦中的患者没有得到关注时，就会产生放大效应。许多人，包括医生在内，都有一种潜移默化的偏见，认为女性更脆弱，更不能耐受疼痛，更容易夸大事实、"把事情说得太离谱"。女性患者可以明确地感受到医生没有对她们的痛苦做出回应，于是她们确实会更加强调自己的疼痛，因为她们没有得到倾听或关注。这真的是一个恶性循环。

在医学界，这种情况被称为"燕特尔综合征"。这一术语是伯娜丁·希利博士（MD）在2001年创造的，用于描述缺血性脑卒中的女性预后更加不良的矛盾现象，以及普遍存在的对女性患者诊断不足、治疗不充分的状况。从本质上讲，这一术语描述了在任何情况下，女性患者为了表明她们和周围男性患者的病情一样严重时，需要向医生提供额外的证明。[12]

我不禁感觉到这正是发生在珍妮弗身上的事。她的主诉问题被她遇到的第一位医生忽视了，随着她越来越不满，后来的医生不但没有跟进追查，反而将她所说的一切都"调低了音量"。由于许多医务工作者没有接受过相关教育，并不了解疼痛的传递方式，尤其是两性的疼痛传递方式存在的差异，这种恶性循环在三次急诊的过程中周而复始，持续了很多天。

幸运的是，珍妮弗的病情并不需要急诊手术。然而，尽管她的生命没有迫在眉睫的危险，但恐惧、疼痛和焦虑所带来的创伤并没有减轻。她的医生并不认为囊肿破裂是一种"紧急情况"（与其他可能的诊断相比），但这对她来说确实是一场危机。她的负面体验很可能会影响之后与医生的每一次互动。

对于其他女性来说，放大效应可能对心理和身体都造成毁灭性的打击。在 2015 年发表于《大西洋月刊》的一篇文章中，乔·法斯勒详细描述了妻子蕾切尔的经历，她患上了卵巢扭转。[13] 蕾切尔的医生只问了她几个问题，甚至没有进行最基本的检查，就认定她患有肾结石。结果，她等了 3 个多小时都没有得到任何形式的止痛治疗，过了 14 个小时才做了外科手术。她最终失去了卵巢并且患上了创伤相关的 PTSD，因为没有人——无论是医生还是护士——相信她真的有像她所表达的那么痛。

性别并不是疼痛诊断和治疗中的唯一主观因素。在医学界还有一个无处不在的、很大程度上是下意识的信念，即认为少数种族特别是黑人女性感受疼痛的方式与白人不同。因此，当有色人种女性谈论自己的疼痛时，这种放大效应会进一步增强。我们将在第八章进一步讨论这个问题——目前关键是要知道，当有色人种女性说起在医疗场合没有人重视她们时，她们绝对是正确的。

人们对不同文化表达疼痛的方式也存在着偏见。在某些急诊室里，"西班牙裔式的状态"这个词广为流传，因为有些西班牙裔女性受文化传统的影响，表达疼痛的方式在别人看来显得过于极端。这些女性会摇摆着身体，哀号喊叫着表达她们的疼痛。对于不理解这种文化的医务工作者来说，似乎这些女性认为脚趾骨折就是世界末日，于是随之而来的就是偏见与忽视的恶性循环。

一层又一层或显见或微妙的观点影响着医生如何对待他们的患者，而不幸的是，许多时候这导致了对女性疼痛的忽视——不一定是在临床工作中（当然这是有可能且确实发生过的），而是在与患者的互动中。这并不是个别"坏苹果"或粗心大意的医生的问题，而是整个医疗体系的问题，该体系把女性排除在研究、临床试验和治疗模型之外。我们并不知道如何评估、治疗甚至仅仅是陪伴疼痛中的女性，因为作为一个整体，我们从未学习过如何这样做。

在整个医疗体系中，我们对如何与有色人种女性沟通的了解更少。如果你是一名有色人种女性，我会鼓励你更详细地观察刻板印象与臆断如何影响你所获得的医疗服务的质量，无论是从微观还是宏观的层面上来看。正如我在前面所分享的，在面对隐性偏见时，解决之道永远是教育，但是在医学界普及这种教育之前，我会鼓励你寻找那些让你感到舒适的机构和医务工作者，那里的医生和工作人员能够重视并倾听你的问题。当你感受到偏见时，记下你所有的经历，并且一有机会就要大声表达出来。

## 小结

治疗疼痛是我们医生最常做也最有必要做的一件事情，但并不是所有的医务工作者都接受过如何处理女性疼痛的教育。因此，需要我们女性自己提出正确的问题，找到正确的解决方案，确保有人能倾听我们所关注的问题。

首先——我知道之前我已经提到过，不过这一点怎么强调都不为过——如果你不能理解发生了什么，不要害怕问问题。如果你感到困惑或者不理解医生所用的医学术语，就大胆说出来。如果你感到疼痛却不能理解你的诊断，或者感觉自己的担忧被忽视了，就让你的医生用你可以理解的方式解释究竟发生了什么，并用自己的话复述给他或她。或者提出类似这样的要求："你能不能把所有这些都帮我写下来，这样我就可以回到家再读读，以便更好地理解下一步要做什么。"

其次，了解你为了治疗疼痛都服用了哪些药以及为什么要服用。向你的初级保健医生索要一份可以替代阿片类或其他具有潜在成瘾性的药物的药品清单，并询问这些药品是否在女性身上进行过试验。如果你感觉目前的药品没有缓解你的疼痛，就询问是否有作用于其他受体的可能对你的女性躯体更有效的药品。

再次，了解治疗疼痛的替代方案。特别是针灸，它已经在临床试验中被证实和阿片类药物一样作用于相同的神经受体（mu 受体）。[14] 其他方案比如瑜伽、冥想、按摩，甚至灵气疗法 * 都可能是治疗急性和慢性疼痛的辅助疗法。由于应激会影响激素的水平，因此找办法放松下来可以让慢性疼痛变得更容易忍受。

最后，当处于痛苦之中的时候，你就很难保持理性和冷静。即便你没有慢性疼痛问题，在近期也不太可能因为疼痛寻求治疗，尽可能多地掌握关于你的身体及其对疼痛的反应的知识仍然是有帮助的，这将有助于你向医生提出正确的问题，并且在应激的状况下做出更明智的决定。

---

* 灵气疗法（Reiki），由日本人臼井瓮男在 1922 年开创的一种替代医学疗法，可以理解为类似中国的气功。

# 重点——你要获取的关键信息

• 女性在生物学上有着与男性不同的疼痛机制和疼痛反应——这些差异直到最近才被发现。

• 女性的激素水平能够并且确实影响了疼痛的水平、感知和治疗的效果。在你的雌激素水平较低的时候，你的疼痛可能会更严重。

• 并不是所有的止痛药在女性身上的效果都和男性一样好。如果你觉得目前的药物没有让你的疼痛得到适当的或符合预期水平的缓解，那么换用另一种药物可能会有帮助。因此，和你的医生讨论这一点。

• 女性对疼痛的表述会受到一部分医生隐性偏见的影响，导致"放大效应"。这对于有色人种女性或那些在文化传统上喜欢大声表达痛苦的女性来说尤其明显。

• 对于女性某些类型的疼痛来说，补充疗法已经被证明和处方药物一样有效，因此，在患有慢性疼痛和疼痛疾病的女性中，这应该被视为一种可行的治疗选择。

第七章

# 不只是激素：女性的生化反应与激素治疗

　　当一位名叫凯蒂的年轻女子来到急诊室时，我正在值夜班。她30岁，看起来健康状况良好，但当她深呼吸时，出现了心率加快和上胸疼痛的情况，所以我们让她入院做一些检查。

　　我翻看了她的病历：没有明显的心血管疾病风险因素；以前没有住院或手术；除了避孕药之外没有其他处方。

　　"听起来像是胸膜炎性胸痛。这种情况以前发生过吗？"我问道。

　　"没有像这样发作过，"凯蒂回答，她的声音在颤抖，"我有时会惊恐发作，但这次感觉不同。"

　　正是这样：一个简单的答案。焦虑症，女性的首选诊断。但事实并非如此。

　　"凯蒂，你抽烟吗？"我问道，"比如，当你和朋友出去喝酒时？还是你每天都会抽几根烟？"

"呃……有时候？两种情况都有。"

凯蒂在她的摄入量调查表上没有说明她是吸烟者。这很常见。许多作为"社交烟民"的女性不认为这是一种习惯，也不了解即使是每周抽那么几根烟也会造成的伤害。

"凯蒂，"我说，"我想进行一些检查，包括你的心脏和肺部。我想排除任何你患有血栓性疾病的可能。"

每年有多达 10 万人死于肺栓塞或深静脉血栓，这两种疾病都属于血栓性疾病。[1] 使用激素避孕药的女性发生血栓的风险平均比不使用激素避孕药的女性高四倍，但联系背景来看，这种风险仍然相对较小（对于年轻的、其他方面健康的女性来说低于 1%，与孕妇的风险差不多）。[2] 然而，把吸烟的因素算进来，事情就变得非常严重了，尼古丁会加速心率，缩小血管直径，使血凝块更容易形成。吸烟还使血小板变得"黏稠"，从而激发血凝块产生。[3]

在急诊室工作的这些年里，我不记得见过一个原本健康的 30 岁男性肺部有血凝块（除非他有严重的但情有可原的风险因素，如长期乘坐飞机）——但凯蒂（事实上，她的肺部确实有血凝块，需要立即治疗）和其他许多使用避孕药的同龄女性每年都因血栓疾病来急诊室。事实上，使用基于激素的节育措施是血栓疾病的一个独立风险因素。虽然女性经常被警告在使用避孕药时吸烟有危险，但她们并不清楚自己每天服用的激素是如何影响生理上的一切的，以及为什么这种药物会使像凯蒂这样的血栓疾病更有可能发生，并对她们的身体产生全面的破坏。

## 新的女性生物学

正如我们在前几章中所了解的，女性激素不仅仅影响情绪和月经。女性的激素影响着她们生理上的一切，从免疫力到循环系统，再到她们对疼痛和止痛药的反应等。雌激素、孕激素和其他女性激素影响着整个身体的细胞功能；正如女性身体的每个细胞都含有女性染色体一样，每个细胞都有类固醇激素的受体。特别是雌激素，它会争夺将其带入细胞的重要"运输器"。这些运输器也被其他化合物使用，包括一些处方药。这创造了一个复杂的动态过程，其中存在着对细胞"注意力"的竞争，反过来又影响了它们摄取的内容和方式，其结果是产生了主要甚至只存在于女性身上的健康和疾病模式。

当我们把合成激素加入这个组合中时，就像凯蒂在节育时所做的那样，女性独特的风险因素可能会被改变或加重。许多女性每天都以多种方式使用外源性（意思是从体外制造或引入的）激素。当然，在这些用途中最普遍的是节育——从口服避孕药到分泌激素的宫内避孕器，再到其他植入式和透皮式避孕装置，但是合成激素也在生殖手术（如子宫切除术和卵巢切除术）后被处方化，以及用于治疗更年期和围绝经期症状、皮肤病，甚至是抑郁症。我们并不总能确定使这些治疗有效的确切机制（例如，我们对避孕药和减少痤疮之间的联系只有部分的了解）；我们只是知道，许多女性发现它们是有帮助的，而且往往是可以拯救生命的。

外源性激素对许多女性来说确实是一份礼物。在手术或绝经后它们可以使身体达到平衡，可以缓解与经前综合征和更年期有关的疼痛症状，还可以积极地增强其他重要药物的效果。而且，它们可以通过改善睡眠、改善情绪和缓解阴道干燥来帮助女性获得更大的整体幸福感，使她们在以后的生活中能够更充分地享受性和亲密关系。

然而，外源性激素也有一长串的副作用，其中有许多是我们已经观察到的现象的"加速"或放大版，是女性独特生物学的一部分。凯蒂的凝血问题就是一个例子。其他问题包括情绪波动增加、体重增加、水肿、"脑雾"，以及患某些癌症的风险增加。

此外，虽然外源性激素的一些应用（如节育）已经得到了很好的研究，但其他激素并不总是像我们期望的那样发挥作用。多年来，医生们为绝经后的女性开出了高剂量的激素替代疗法（hormone replacement therapy，简称 HRT），认为这将减少她们的心脏病发作和脑卒中的风险。毕竟，我们在年轻女性身上观察到了"雌激素保护效应"，因此很自然地认为这种效应会转化到老年女性的身上；一些研究中的观察似乎证实了这一点。然而，结果恰恰与预期相反；使用大剂量外源性激素实际上增加了女性患血栓、深静脉血栓、胆囊疾病、尿失禁和脑卒中的风险，而对心脏病没有产生可测量的保护作用。

"女性健康倡议"是一项具有里程碑意义的研究，它最终为不加选择地使用HRT治疗更年期症状和预防心脏病的做法踩了刹车，该研究对绝经后女性的纯雌激素疗法和雌激素-孕激素疗法进行了研究。该小组研究HRT治疗对包括心脏病在内的一些慢性疾病的疗效，然而，尽管研究结果确实表明HRT可以保护女性免于骨质流失和髋部骨折，但它也显示其中的两种疗法实际上都没有减少心血管风险。事实上，HRT增加了对上述副作用的易感性。雌激素加孕激素组还显示患肺栓塞、失智症和入侵性乳腺癌的风险增加了。

2002年，当发现风险——特别是乳腺癌方面的风险——在统计学上过于严重而无法忽视时，该试验被终止了。在短短几年内，美国的HRT处方从9000万份下降到3000万份。[4]媒体对该试验及其终止的报道加剧了女性的恐惧，她们担心号称会帮助她们的HRT实际上会杀死她们。

现在我们对外源性激素在女性体内的作用有了更好的了解，也知道了我们应该以何种剂量来开具这些激素。（在所有情况下，最低的有效剂量是最好的。）我们还为不同年龄组的女性安全和有效地使用 HRT 制定了指南。例如，研究发现，雌激素疗法对育龄女性以及绝经期间和绝经后 10 年内的女性来说通常是安全的。还值得注意的是，没有发现其他疗法对缓解阴道干燥、潮热、盗汗等症状和其他常见问题同样有效。然而，在绝经 10 年或更长时间后，女性细胞上的雌激素受体实际上已经因废弃而萎缩，她们的身体已经创造了其他激素沟通途径来运输重要的化学物质和信息。在这一点上，引入外源性雌激素会引发炎症反应，使女性面临更大的副作用、癌症和心血管事件的风险。

虽然 HRT 远没有 20 年前那么危险，但它仍然可以放大服用它的女性的某些风险因素，特别是如果她们吸烟、喝酒、肥胖或有其他预先存在的疾病。如果 HRT 不再被用于预防女性心脏病发作，医生也还会开给她们各种不同的 HRT 来治疗其他常见病症，包括抑郁症、慢性疼痛综合征，以及用于预防骨质疏松症。这就造成了更大的复杂性，因为这些外源性激素不仅与女性的身体相互作用，而且还与其他药品相互作用。

应用外源性激素治疗慢性疼痛综合征就是一个很好的例子。正如我在第五章中所分享的，我们现在发现，女性的疼痛通路与男性不同，激素水平会影响疼痛的感知和耐受水平。我们还知道，在月经的黄体期，雌激素水平的下降与疼痛的增加有关。因此，我们似乎很自然地认为，引入外源性激素会在女性体内"平整场地"并帮助解决一些重要的疼痛问题。然而，2001年进行的一项研究观察到，使用外源性激素作为HRT方案的一部分健康老年女性表现出比非HRT对照组更低的疼痛阈值和疼痛容忍度。[5]

你可以想象，这对治疗纤维肌痛和慢性疲劳综合征等疾病的女性有深远的影响。HRT被广泛用于治疗此类疾病，然而现实情况是，虽然每月的激素水平下降似乎会造成疼痛发作，但补充合成激素——特别是雌二醇——似乎根本不会减少疼痛。2010年，安德斯·布洛姆奎斯特博士（MD）等人在瑞典进行了一项双盲、随机的安慰剂对照试验。该试验的题目是"激素替代疗法不影响患有纤维肌痛的绝经后女性自我估计疼痛或实验性疼痛反应"，他们发现，虽然"性激素，特别是雌激素，已被证明会影响疼痛处理和疼痛敏感性，而且雌激素缺乏被认为是纤维肌痛的潜在促进因素……在治疗组和安慰剂组之间没有看到自我估计疼痛的差异"。[6]作者得出结论："与安慰剂治疗相比，对患有纤维肌痛的绝经后女性进行为期八周的透皮雌二醇治疗并不影响其对疼痛的感知，也不影响疼痛阈值或疼痛耐受性。"

对我来说，这表明了两件事。首先，我们并不完全了解女性激素和女性模式疾病之间的关系。其次，外源性激素在体内的运作方式可能与内源性激素——那些由身体产生的激素——不完全相同。因此，我们需要更深入地研究这些疗法的机制，以便了解何时及如何有效地使用它们。在类似上述的情况下，HRT 带来的风险可能超过了好处。

HRT 似乎有帮助的一个地方是治疗抑郁症。中国的一项研究考察了与更年期有关的抑郁症状的缓解情况。参与者被分为两组。一组被周期性地给予雌激素 / 孕激素，另一组同时被给予 HRT 和标准剂量的氟西汀（一种以百优解这一品牌销售的抗抑郁药）。第二组的参与者"治愈"率为 92%，而第一组只产生了 48% 的治愈率。[7] 我觉得这很有意思，因为它证明了女性激素和药物在体内吸收的方式之间的关系。

另一项发表在《情感障碍杂志》上的研究与这些发现相关，研究表明 HRT 增加了选择性 5-羟色胺再摄取抑制剂（SSRIs）对重度抑郁症患者产生的作用。[8] 也有一些案例显示，服用 SSRIs 减少了通常与绝经期激素紊乱有关的症状，如潮热或情绪波动。

据我所知，绝经前和绝经后的女性因多种症状而被开具激素的情况并不少见。许多年轻女性通过口服避孕药找到了缓解经前综合征症状、痛经，以及改善皮肤状况的方法，而不管她们是否有性生活。数以百计的临床研究已经证明了 HRT 对减轻或预防更年期症状、骨质流失和情绪波动的有效性。所有年龄段的女性都被开具外源性激素，以增强其他药物的效果或减轻各种症状，正如我们在纤维肌痛案例中所见的那样。

然而，与所有药品一样，我们需要权衡以任何理由开具激素处方的风险和益处，包括用于节育。更重要的是，我们需要准确和清晰地将外源性激素的潜在风险传达给需要或选择服用它们的女性。也许，如果我们能够更清楚地告诉凯蒂每周抽几根烟的风险，她就能避免肺部出现可能危及生命的血凝块。

　　最重要的是，我们需要承认我们对有些事情还不了解。由于我们不了解外源性激素在体内的所有机制，我们不知道它们将如何影响、增强或减弱许多其他重要药物的作用。应该让选择进行激素治疗的女性清楚地了解到我们在知识上的欠缺——但也不应因此就完全放弃这种疗法。许多女性从激素治疗中受益匪浅，并因此在多个方面体验到生活质量的提高。

## 双重生物学：外源性激素和跨性别者

　　很明显，对于外源性激素如何影响我们的身体和其他药物并与之相互作用，我们只是触及了表面。但是，在我们对外源性激素如何影响健康的认识中有一个更大的空白，那就是最被误解和最被边缘化的人：跨性别者。

　　大多数医疗工作者不了解这一人群的独特生理需求，特别是当某人主动"进行转换"时。有些人把转换到不同生理性别的愿望归结为一个简单的性别认同问题；有些人则以宗教为由否定或忽视它。然而，不管大家对这种情况的个人立场如何，事实是性别转换在某人的出生性别（以及相关激素、疼痛通路、XX 或 XY 染色体等的存在）和新性别（及其不同的激素平衡——影响许多基本的生理过程）之间产生了重叠。由于激素在身体的许多日常功能中起作用，我们需要了解外源性激素是如何影响顺性别（生理性别与性别认同一致）的女性身体，以及那些转换中的身体。

问题多多。例如，我们应该根据出生时指定的生理性别来开药，还是根据重置的性别和用于帮助／维持性别转换的激素来开药？如果一个人不再有阴茎和睾丸，并且正在服用雌激素和抗雄激素来进行转换，我们是否仍应根据男性染色体模型（XY）并按照男性的剂量开出一般药物？毕竟，这位跨性别女性的肝脏和肾脏中仍有 XY 染色体细胞，它们正在处理和排泄药物。雌激素对这些细胞有什么影响？

这是一个巨大的灰色地带，科学研究还没有赶上日常的现实。事实上，许多医务工作者连一些简单的问题都没有问，如"你的性器官是哪种？"或者"你进行性别转换有多久了？"甚至是"你正在服用哪种类型的激素，剂量是多大？"

在我们能够充分了解外源性激素对性别转换的整体影响之前，还需要进行更多的研究。然而，我们所知道的，也是我认为非常有说服力的是，服用外源性激素除了会使人们患上之前的性别或出生性别的疾病外，还可能让他们面临许多新性别的疾病的风险。

　　跨性别女性（出生时具有男性性征，正在／已经转换为女性身体的个体）更可能罹患女性模式的心脏病[9]。许多跨性别女性服用药物螺内酯（用于抑制睾酮等雄性激素）以及雌性激素等"女性"激素。其结果是增加了深静脉血栓、肺栓塞和凝血功能障碍的风险。事实上，这些与像凯蒂这样服用避孕药的顺性别女性面临的风险相似。因此，有凝血功能障碍、吸烟、肥胖，或者有其他冠状动脉或微血管疾病风险因素的人应该权衡这种性别转换处方药的好处和潜在的副作用，并与他们的医生讨论如何确保他们服用了最低有效剂量的必要激素。跨性别女性发生心脏停搏和尖端扭转型室性心动过速的风险也会增加（见第四章），而男性模式的心脏问题如心室颤动的发生率似乎有所下降。

　　这就提出了一个问题：我们的染色体和激素中哪个是影响疾病模式的关键？

　　另一方面，跨性别男性（出生时具有女性性征，正在／已经转换为男性身体的个体）在开始服用外源性睾酮后，患男性模式疾病的风险增加。潜在的并发症包括高血压、胆固醇升高和糖尿病，以及精神和情绪方面的副作用，如攻击性和神经质行为。虽然这些潜在的副作用可能不会对年轻人和健康者产生不利影响，但如果你已经患有高血压、高胆固醇、甘油三酯升高或循环系统问题，就要了解加入睾酮会产生什么影响。

研究还发现，由于服用外源性睾酮，跨性别男性的情绪和大脑功能发生了一些变化。大脑扫描发现，颞顶叶交界处（涉及自己身体的感知）和其他大脑区域之间的连接增加，这具有增加"战斗或逃跑"反应的作用。[10] 研究也观察到情绪的改变，比如变得神经质和更有攻击性。总的脑容量也会随着睾酮的使用而增加——特别是下丘脑，其功能之一是监测激素的分泌。[11] 因此，患有强迫症、焦虑症、既往激素失调和情绪障碍的人在开始睾酮治疗时应谨慎。可能有必要增加药物或调整现有的药物，以改善激素治疗的效果。

对于我和其他为跨性别者工作的医生来说，像这样的风险值得高度关注。因为关于用于性别肯定治疗的激素对跨性别者大脑和身体的影响的研究已经正在起步，所以只要你启用外源性激素来调整你的身体机制，就会出现新的、往往是无法预见的问题。通过激素进行性别肯定治疗通常被认为是安全的，而且对大多数跨性别者来说，其好处远远超过风险，但这一过程应始终在医生的监督下进行。

不幸的是，事情并不总是这样。虽然医疗环境对跨性别者越来越友好，但许多没有家庭或社区支持的人仍然试图靠自己来进行性别转换，使用从互联网上获得的激素"套装"。这些药物可能被无良卖家篡改或稀释，或者可能根本不是适合特定个人及其独特健康问题的品牌、剂量或组合。我明白，对于那些没有足够的社会支持、保险、资金或其他资源的人来说，在没有医疗监督的情况下进行性别转换往往是唯一的办法；对许多人来说，尽管自主性别转换有危险，但不这样做的话，抑郁、自残甚至自杀的现实是难以承受的。然而，作为一名医生，我不得不重申，在整个性别转换过程中，不可预见的并发症的风险在许多方面已经很高了，如果在没有医疗监督的情况下采取措施，风险会成倍地增加。

这并不是要给人们灌输任何有关性别转换的恐惧，或阻止人们肯定他们的性别。事实恰恰相反，重要的是要意识到并警惕监测外源性激素带来的影响和变化。此外，由于我们对个人长期使用性别转换的激素所发生的情况知之甚少，如果你正在进行性别转换（或你所爱的人正在进行性别转换），那么，与你信任的医生长期密切合作是非常重要的，这样可以确保一旦出现任何问题，你就能辨识出来并将其影响降至最低。

同样重要的是，要注意跨性别者比其他人群更容易受到隐性偏见的影响，所以无论你是在考虑性别转换，或是目前正在进行性别转换，还是已经完成转换，找到让你感到舒适、安全并获得尊重的医生办公室、医院和护理机构是至关重要的。正如你在本书中所了解到的，医生需要正确的信息才能提供正确的护理。因此，在常规和紧急护理过程中，往往需要与一个或多个医疗工作者分享诸如出生性别、性别认同、目前的激素处方和剂量，以及哪些性器官仍然存在（如果你已经接受了性别重置手术）的信息。例如，如果你是一个跨性别男性，但仍有子宫和卵巢，你仍然面临卵巢囊肿和子宫肌瘤等风险。如果你因为腹痛而需要去医院，你的医疗服务提供者必须知道这一点，以便他们能够更准确地诊断你的病情。在某些情况下，也可能有必要让你脱下衣服就诊。因此，必须事先确定你想在哪里接受治疗，从谁那里接受治疗，并努力与你的医疗服务提供者建立信任关系。如果你觉得你出于任何原因没有得到与其他患者平等的待遇，请找另一位医生或另一个机构。

要寻找对跨性别友好（以及对 LGBTQ 友好）的服务提供者，一个很好的资源是 GLMA：健康专业人员促进 LGBTQ 平等网络［以前是同性恋医学协会（Gay and Lesbian Medical Association，简称 GLMA）］。它提供广泛的医生和其他健康服务提供者的在线目录，也有为医生提供的资源。

## 小结

女性的身体是非常复杂的，而加入外源性激素既能缓解常见的症状，也会产生额外的从轻微到危险的并发症和副作用。

如果你正在服用任何类型的外源性激素——无论是用于

避孕、缓解更年期症状、支持其他药物或性别肯定——重要的是要与你的医生持续沟通，监测潜在的副作用，并确保你使用的是最低的适当剂量。如果你遇到了不想经历的副作用，另一种品牌的激素或不同的剂量或组合可能对你更好。另外，如果你增加或删除其他处方，你可能也需要调整你所服用的激素剂量。

权衡使用外源性激素的风险和好处也很重要。例如，如果你采用 HRT 来预防骨质疏松，但已经过了绝经期 10 年以上，那么你患心脏病、失智症和乳腺癌的风险可能会更高，HRT 带来的坏处可能会超过其益处。如果你正在使用口服避孕药，同时有吸烟的习惯，有肥胖症，有预先存在的凝血状况，或经常坐长途飞机，那么与你的医生讨论其他的避孕方案可能会有帮助。

此外，如果你目前的激素处方正在产生副作用，不要认为你需要忍受这些副作用！可能有更好的方法。无论是改变剂量、尝试新的仿制药，还是使用不同的处方组合，你的医生可能会为你找到一个更好的解决方案。有时，只要展开讨论，就能找到一个你以前无法预见的解决方案。

# 重点——你要获取的关键信息

• 女性每天出于许多原因——节育、激素替代、性别肯定等——服用外源性激素，而且这些激素也存在于非口服避孕药中，如宫内节育器、植入式装置和透皮贴剂。

• 如果你是一名顺性别女性或跨性别女性，那么为节育、HRT 或其他目的而服用的外源性激素会增加你患深静脉血栓、肺栓塞、凝血功能障碍和脑卒中的风险。如果你吸烟，有肥胖症，或有先天的肺部疾病或循环系统疾病，那么这种风险更会增加。

• 虽然激素替代疗法已经有了长足的进步，并且在许多方面都能发挥作用，但风险因素仍然存在。女性需要了解这些风险，以便能够做出适当的决定并注意到潜在的并发症。

• 跨性别者经常服用外源性激素以肯定性别。肯定一个人性别的激素也可能使跨性别者面临与该生理性别相关的某些疾病的风险，特别是在循环系统和心脏疾病方面。此外，还可能导致大脑模式和情绪的变化。

• 无论你以何种方式或出于何种目的服用外源性激素，与你信任的医生进行坦诚的对话至关重要，这样才能确保将副作用和风险降至最低，并确保激素剂量能够满足你不断变化的需求。

- 如果你对某种特定的药物有不良反应，或者正在经历外源性激素的副作用，不要认为你需要忍受这种情况！你可以要求换一种配方，换一种激素。请要求更换不同的配方、不同类别的药物，或新的仿制药。可能会有一个更好的解决方案。

第八章

# 一个新的观念：性别、文化和身份医学

最近，在我的急诊室里我们看到了一个悲伤而令人痛苦的场面。

一家人在驾驶他们的小货车时发生了可怕的车祸。三个孩子受伤了，一个成年人需要做紧急手术来治疗内出血，而坐在副驾驶座上的祖母则受了致命伤。

在受创伤的情况下，当标准的心肺复苏术因肋骨或肺部受伤、出血过多或刺伤而无法进行时，我们有时会进行所谓的复苏性胸廓切开术，即切开一个人的胸腔，展开肋骨，在寻找内部出血源和尝试其他挽救生命的修复工作的同时，用物理方法按摩心脏以使其保持跳动。

胸廓切开术是极端的方法，只有在患者没有其他生存机会的情况下才会作为最后的手段。该方法在钝器创伤病例中大约有 1% 的概率会起作用，但我见过一些患者几乎奇迹般地恢复了生命体征。

不幸的是，这位祖母并不属于那些可被称为奇迹的案例之一，她最终因伤势过重而死亡。这让我们所有人都感到心碎，尤其是值班的住院医师，他在教室外还没有遇到过这样的多重创伤。

当家属聚集在一起时，这位住院医师还遇到了他没有亲身经历过的事情：关于死亡的文化信仰与他自己的不同。这位住院医师从小就是天主教徒，而这家人都是穆斯林。

当有人在急诊室死亡时，我们会尽可能地清洁遗体，并将其运送到一个指定的房间，让家人和朋友可以聚集在一起向死者道别。当这位住院医师进入那个房间向死者亲属表示哀悼时，他被和善而又坚定地拒绝了，因为这个家庭的信仰惯例只允许女性接近祖母的遗体。

与犹太人的习俗一样，穆斯林在死亡方面的一个重要环节是尽快埋葬遗体。传统上，遗体下葬时不使用棺材，这样它就可以作为整体循环的一部分回归大地。[1] 这种情况意味着需要在半夜召集法医进行标准的尸检，而不是等到第二天早上。由于家属认为只有女性才能接触祖母的遗体，他们要求法医是女性。（很幸运，待命的尸检人员确实是。）

在紧急情况下，主治医师对一些家庭或宗教传统可能不熟悉，因此，它们看起来与"标准"礼节不一致。当医务人员对这些传统没有准备或教育不足时，就会产生摩擦和误解。

当时在现场的住院医师事后和我讨论了这个问题。

"我很高兴我们能够满足家属的要求，"他说，"当他们要求我离开时，我很惊讶，但我现在明白了。我只是希望我要是事先知道如何驾驭这种情况就好了。我的意思是，如果值班的法医是男性，或者如果我们这一班没有女性医生，谁知道会发生什么。"

"这些都是很好的问题，"我回答，"而且我们不能总是期望有所有问题的答案。老实说，我们能做的最好的事情就是意识到有我们不知道的事情。"

在大多数情况下，没有现成的"规则书"，作为医疗服务提供者，我们的工作是考虑到所有的信息，并在当下提出可能的最佳解决方案。在我刚才描述的情况下，许多不同的社会、文化和个人偏好及感受都在起作用。我觉得我的工作就是要向我所教的住院医师强调，看到和听到患者及其家人的诉求，比总能拥有现成的答案更重要。

然而，这种情况也暴露了我们医疗系统内存在的固有偏见。我们验尸的做法是为了配合现代基督教的模式，即遗体被冷藏、防腐，并最终被安放在棺材里埋葬或火化。我们的检查方法是以白人、西方人的礼仪和着装标准为前提的。而且，正如你目前在本书了解到的，我们的整个医疗系统是为迎合男性身体和男性疾病模式而设计的——特别是白人男性的身体和白人男性的疾病。这是导致不平等的关键。

一个在历史上几乎完全使用白人男性身体作为所有研究、方案设计及教育基准的医疗模式和系统，将是存有偏见的。这是无法辩驳的事实。即使在今天，大多数医生和研究人员都是白人——根据最近的一项研究，大约有72%的直接护理人员和初级保健医生是白人，只有在各专业领域才有更多的多样性，这一事实使这种情况持续存在。[2]

虽然每个从事医疗工作的人——从医生和护士到技术人员和行政人员——都带来了自己的文化、种族经验、宗教经验和个人想法，但在我看来，更大的问题是医疗行业本身。这是一个由各种系统和信息组成的迷宫，但它就像一座向一边倾斜的塔，因为它所有的基础规范都是基于以男性为中心的模式。在从研究到人员配置到患者护理过程的所有方面，我们都无意中将性、性别和种族的不平等纳入了规范，因为几十年前制定这些规范时没有考虑到多样性。当涉及一些核心做法时，比如医院里患者去世后如何处理，我们仍在按照20世纪80年代的模式运作。

根据我的经验，大多数在医疗领域工作的人都真正关心患者——不论其种族或文化为何——的福祉，但不幸的是，我们的系统确实提供了一个放大个人无意识偏见的平台，只因为它是如此严重地偏向白人和男性的规范。

我的住院医师的问题让我真正意识到我们在文化、种族和性别差异方面缺乏规范。除非我们开始教授考虑周到和不偏不倚的实践方法，否则无意的冲突和误解将继续出现。

我们在急诊室有数百个内部系统和检查点，以确保一切都得到关注，没有掉链子，特别是在高度紧张的情况下。当宗教和文化与这些规范发生冲突时，就需要现场的医疗服务提供者配合患者和家属。大多数人都会这样做，而且很乐意这样做，但我知道，多年来，个别医疗服务提供者在处理事情时没有考虑全国各地的医院都有类似的情况。不幸的是，他们这样做得到了我们系统的支持，因为在纸面上，他们"只是在遵守规则"。

## 有色人种医学

谈论医学中的性和性别，不可能不涉及种族、民族和文化认同。然而，重要的是要明白，虽然性别和遗传是生物因素，但种族——和性别一样——是一种社会建构。[3]

正如我们在本书中所了解到的，在整个医学界，对女性的研究不足，治疗不足，诊断不足。但在女性人口中，对某些群体的研究甚至更少，而且一再被证明其在多个关键领域的预后更差。

例如，与白人女性相比，黑人女性、拉丁裔女性、穆斯林女性和美国原住民女性的发病率、死亡率和治疗结果都在统计学上呈现出惊人的差异。事实上，根据罗伯特·伍德·约翰逊基金会的估计，拉丁裔的健康状况要比白人差30%至40%。[4]黑人女性死于分娩的可能性是白人女性的3至4倍，[5]而死于乳腺癌的可能性比白人女性高50%，当她们出现心脏病发作或冠心病症状时，得到治疗的可能性要比白人女性低50%，[6]死于心脏病的可能性比白人女性高30%。而以上这些仅仅是统计数据的冰山一角。总的来说，有色人种女性在所有医疗环境中接受适当治疗的可能性始终低于白人女性，特别是涉及疼痛和非特异性症状时。正如我们已经了解到的那样，这些症状经常出现在女性心脏病发作和脑卒中之前，或伴随着自身免疫和疼痛疾病。

会出现此情况部分是由于医疗服务提供者对有色人种女性的身份、行为方式以及沟通方式存在无意识的、往往是代际的偏见。例如，人们普遍认为黑人"皮肤更厚"，因此感受到的疼痛更少；根据最近的一项研究，这种谬论以及其他关于种族的文化神话，显然有40%的一年级医学生相信并付诸行动。[7]（谢天谢地，当这些学生成为住院医师后，这个比例下降了一半多，但显然还没有变成0。）柬埔寨女性被认为是异常坚忍的；大家都认为，如果这些女性来医院寻求治疗，一定是真的有问题，所以我们应该全力以赴。另一方面，来自中提到的美洲和南美洲的女性被认为其表现更富戏剧性和夸张性。（还记得我在第六章中关于"西班牙裔式的状态"的故事吗？）

现在，我想说清楚：虽然我研究种族、文化和身份问题，因为它们在医学环境中与性和性别问题相关联，但我不是研究医学中的种族问题的专家。我关注的重点是生物学和与生理性别直接相关的健康的社会决定因素。因此，我不能权威地谈论与性别和种族有关问题的根源和文化渊源，以及它们在整个医学界人与人之间的具体表现，或者社会经济和地点等因素如何影响护理的质量。然而，我可以冷静客观地说，不管这些陈规来自哪里，也不管个别医务人员如何接受或否认它们，我们以男性为中心的医疗系统为有色人种女性提供的服务比为其他任何群体提供的都要差。

造成此种情况的原因很多，其中很多与能否获得优质护理有关。正如布鲁金斯发表的一篇文章所指出的，"非裔美国人在技术资源最少、专业人员训练最差和临床医生（最）没有经验的医疗机构接受治疗的比例过高"。一般来说，拉丁裔女性和黑人女性不太可能获得有助于早期发现癌症等疾病的定期护理和筛查，部分原因在于许多社区缺乏足够的设施。

然而，在获得优质医疗服务机会上的差异，并不能完全解释有色人种女性预后上的差异。

正如我在第三章中所分享的，许多临床研究和药品开发的关键研究只纳入了少数普通女性，更别提有色人种女性了。这使得我们在做临床决定时所依据的信息非常少；我们根本不了解种族遗传学在药物代谢动力学和疾病发展等关键过程中发挥了什么作用。我们需要更多的信息去了解为什么我们最常见的一些医疗方法对有色人种女性的效果较差——我们对这些信息的需求应超过我们对一般女性的信息的需求。

我认为在有色人种女性如何接受护理方面起重要作用的另一个因素是沟通。即使没有实际的语言障碍，有色人种女性也往往觉得她们的医疗服务提供者不能听到或理解她们的诉求。无论提供者是否带有自己的隐性偏见，这种情况都会发生。但当偏见存在时，显然会放大问题。

正如我们在第六章中所了解的，"放大效应"在涉及女性与医疗服务提供者的许多情况下发挥作用，特别是在涉及疼痛时。当有种族偏见时，这个因素对有色人种女性影响更大。

当女性感觉她们的医疗提供者基于根深蒂固的判断和偏见而对她们态度模糊（甚至对立）时，她们就不太可能进行沟通，这就进一步妨碍和阻挠了她们获得护理。研究表明，黑人女性和拉丁裔女性不太可能寻求照护，因为她们担心自己不会被相信，或者担心自己会被有偏见或无情的医务人员伤害。媒体上流传着很多可怕的故事，强化了这种合理的恐惧。

也有研究证据表明，沟通问题可能因一种叫作"刻板印象威胁"的情况而变得更加复杂。[8]这是一种破坏性的心理状态，当人们觉得自己是关于文化身份的负面刻板印象的被针对者，并担心自己的行为会强化这种形象时，就会出现这种情况。基本上，人们感觉自己是"在鸡蛋壳上行走"，试图避免对偏见的判断或确认——结果，他们的认知表现和沟通能力受到了负面影响。这种现象已被指出会在我们的教育系统中造成白人儿童和少数族裔之间的分数差距，并且对患者和医疗服务提供者之间的沟通有影响。有色人种女性应该知道，如果她们在阐述自己的症状时感到困难，同时又试图控制自己的行为以避免医疗服务提供者的评判，那么，这不是她们的错，起作用的是来自刻板印象的威胁。

## 答案是多样性

我经常听到我的黑人、拉丁裔及亚裔同事、朋友和患者说，我们的医疗系统中的偏见是不可克服的。然而，关于医学多样性和包容性的新研究提供了一些希望，即许多矛盾可以得到缓解，即使在我们目前以男性为中心的系统中。[9]

当然，我们需要做的第一件事是监督我们自己的假设。医疗提供者可能会根据下意识的偏见甚至是错误的信息来决定他们如何对待有色人种女性。这种判断在每次互动之前都会出现，除非我们意识到它们，无论是在个人层面还是在集体层面，否则它们将继续对女性在所有医疗环境中得到的护理水平产生负面影响。

我一直在问和我一起工作的住院医师和主治医师这样的

问题："你在哪些方面可以发现对女性的偏见，特别是对有色人种女性的偏见的？"我的一位同事与我分享了一个简单的故事，可作为一个下意识偏见的临床例子。

当我问她："你在哪些方面发现偏见在急诊室里引发了问题？"她立即回答："我首先想到的是慢性腹痛。"

女性更可能有无法解释的慢性腹痛，所以当女性患者带着这种主诉问题前来就诊时，医生们不太可能要求进行复杂的检查。我的同事说："我预期很难会得到一个阳性的诊断。"

碰巧的是，当晚就有一位患者因慢性腹痛来到急诊室。当我的同事完成检查后，她找到了我。"我整天都在想你问我的问题。这个患者有肾结石的病史，所以我要求她做超声检查。但我刚刚意识到，如果她是个男人，我就会要求她做CT扫描。"

"你为什么这么说？"我问道。

她摇了摇头："我不敢相信自己向你承认了我有偏见！但说实话，我不得不坦白自己确实有。我假定不会有什么阳性发现，所以我申请了创伤最小的检查，并认为我们会靠这个获得诊断。"

当然，这里有临床推理的作用。CT扫描会造成大量的辐射，应该谨慎地加以应用。肾结石经常在超声检查中显示出来，因此患者的主要关切实际上已经得到解决。但事实是，如果患者是男性，医务人员可能会选择不同的诊断途径。

如果我们要忠实于我们从医学院毕业时宣誓的希波克拉底誓言，我们需要意识到，在我们的日常工作中，个人和集体的偏见可能会抬头。正如该誓言的一个译本所写的那样："我将记住我仍然是社会的一员，对我的所有同胞，包括那些身心健康的人和体弱的人，都负有特殊的责任。"[10]

　　我们可以做的第二件事是创造一条向所有人开放的进入医学领域的途径，以提高护理的平等性。正如我之前所分享的，美国的大多数医生仍然是白人和男性。[11]（在英国和欧洲，女性医生的比例较高，但医生绝大多数仍是白人。）[12]虽然女性的数量现在在某些专业领域（如生殖健康）里超过了男性，有色人种在医学院毕业生中的比例也越来越高，但医疗领域的多样性与本国人口的多样性并不完全相符。

　　据观察，患者护理随着性别和种族一致性的提高而得到了改善。最近在加州奥克兰进行的一项研究证明了这一点。[13]研究人员从整个城市的理发店招募了超过1300名黑人男性（他们的想法是，由于每个人都会去理发，他们可以为研究人群选择广泛的年龄、健康状况和收入水平）。然后他们建立了一个由6名黑人和8名非黑人医生组成的诊所，为参与者提供服务，给患者做调查，并提供奖励，让他们来接受预防保健服务。结果是有说服力的：虽然患者最初选择了相同数量的预防保健服务，无论他们的医生是什么种族，但随着时间的推移，只有见到黑人医生的男性使用了比最初同意的更多的预防服务。这些影响对那些最初表示不信任医疗系统的男性最为明显。

这些发现清楚地表明，当人们信任并能与他们的医生舒适地沟通时，他们更有可能参与那种能减少疾病并创造更积极的长期结果的预防性医疗服务。

然而，尽管有证据表明，医生与患者种族的一致性可以改善预后，但这并不是说要根据医生的种族来分配患者，或者仅仅是把有色人种的医生派到医疗服务不足的或者主要由少数族裔构成的社区。相反，要做的是在所有的医疗机构中增加多样性，产生一种我称之为"集体智慧"的因素。

研究表明，当医生在一个由不同性别、种族和民族背景的同事组成的空间里工作时，其对所有患者——包括有色人种和女性——的医疗服务质量就会提高。[14] 例如，在佛罗里达州进行的一项大规模的长期研究发现，女性心脏病患者在接受男性医生治疗时明显比接受女性医生治疗时预后差，但在以下情况中，其结果明显改善：（1）男性医生有治疗女性患者的丰富经验；（2）男性医生有许多女性同事。[15] 基本上，与女性密切合作的男性医生在治疗女性患者方面做得更好。

其他研究也证明了这一效应在不同种族中的应用。多样化的工作场所、医生的文化能力和高超的人际沟通技能（这些技能本身也因多样化的工作环境而得到加强）的结合，能带来更好的医疗服务质量，尤其是对黑人患者。[16] 信任和一致性是缩小差距的另一个关键因素。乔治·华盛顿大学的研究人员在 2008 年的一篇题为"美国医疗保健的种族和民族差异"的报告中证明了这一点。[17] 作者指出，当有色人种有一个"医疗之家"——医生们在一个固定的机构中工作，患者们可以定期见到他们并与之交流，逐渐培养起信任——"不同群体中的患者获得所需医疗服务的比例都增加了，种族和民族差异实际上已经消除"。

医疗机构内部正在采取步骤缩小差距，解决隐性和显性偏见的问题。我的同事谢里尔·L. 埃龙博士（MD，MPH*，FACEP†）参与撰写了一本专门讨论文化能力和多样性的医学教科书——《高质量患者护理的多样性和包容性》。[18] 医院和医疗中心，特别是教学医院，正在为各级工作人员提供这种培训。但在我看来，最好的解决办法仍然是创造一个医生、护士和工作人员与患者一样多样化的医疗环境——一个每个人都能被关注、被倾听、被代表的环境。

正如我的同事埃丝特·K. 朱博士在最近的一次演讲中简明扼要地指出："有理由说，一个多样化的医生群体更适合我们多样化的患者群体。"

---

* MPH（Master of Public Health），公共卫生硕士。

† FACEP（Fellow of the American College of Emergency Physicians），美国急诊医师学会会员。

# 小结

　　如果你是一位有色人种女性，或者你在宗教、文化信仰方面经历过隐性或显性的偏见，当我们医疗体系内的人努力进行变革的时候，你不必保持沉默或逃避医疗服务。你现在就可以做出选择，改善你接受的医疗服务质量，得到关注，被人倾听，并成为推动医疗系统平等的一员。

　　你能做的最有利的事情是选择你信任的、能够倾听你的医生。研究你所在地区的医生和机构。不要害怕与潜在的医疗服务提供者面谈！大多数初级保健医生会安排一次会面来相互了解，你可以在那时对他们的诊疗方式进行了解。如果你不喜欢你所听到或看到的，就找其他人。

　　如果你所在的地区有多家医院可以选择，寻找那些为员工提供文化能力和／或多样性与包容性培训，拥有多元化的医生和护士队伍，并且在与多元化人群合作方面有良好的社会记录的医院。虽然在紧急情况下，你不一定能选择某一个具体的医生，但当集体智慧发挥作用时，你可能会得到更好的医疗服务。[19]

　　如果你处于生命末期，并希望确保你与家人的信仰习俗得到理解和包容，请让医院的灵性关怀*人员参与进来。你

---

\* 　灵性关怀（spiritual care），满足患者精神或信仰上的需求。

可能在到达医院时被问及信仰，以及你希望如何处理某些情况；灵性关怀人员可以作为你与医院工作人员沟通的代言人。[20]

最后，如果你正在处理某种特殊的情况或面临一系列医疗保健方面的挑战，加入一个以解决问题为焦点的支持小组会有所帮助。你也可以通过参与当地的研究、调查和其他项目来搞清楚如何让你的声音加入对话之中。

最重要的是，请记住你不是在胡思乱想。医学中确实存在着或明显或隐性的偏见。然而，大多数医疗服务提供者确实想为他们的患者做到最好。作为一名有色人种女性，无论你的医生是什么种族或性别，你仍然可以得到很好的医疗服务，但你肯定希望就你在医疗系统中的经历、你对偏见的担忧以及你独特的医疗保健需求进行公开和诚实的对话。正如研究所表明的和我在本章中所分享的那样，信任和沟通是确保所有种族和背景的女性获得最佳医疗服务的最关键因素。

归根结底，让他们的医疗服务提供者了解隐性偏见或种族差异不是有色人种女性的工作。我们医学界的人有责任完善自我教育，指出我们所看到的偏见（甚至在我们自己身上），并为我们不同的患者群体做得更好。但在我们为实现这一目标而努力时，无论是个人还是机构，保持开放的沟通渠道是关键。

你发出的声音很重要，医学界需要听到你的声音。

# 重点——你要获取的关键信息

• 医疗中的种族偏见既发生在个别医生的层面上，也发生在整个医疗系统中。其部分原因来自个人层面的现有偏见，另一部分是我们的整个医疗系统是围绕白人、男性模式设计的。

• 在医疗环境中起作用的系统往往与文化传统和规定相抵触。沟通是确保你的信仰得到尊重的关键。

• 据统计，当患者和医疗服务提供者之间的性别和／或种族一致时，以及在医生和工作人员多样化的机构中，患者会得到更好的医疗服务。

• 许多医院现在强制要求医生、护士和其他工作人员接受多样性和包容性培训，以及文化能力认证。如果你可以选择医院，请询问工作人员是否接受过此类培训，以便更好地为你服务。

第三部分

## 我们往何处去——以及你能做什么

第九章

# 不断改变的对话：
# 医学中性与性别研究的未来

2012 年，我和我的同事埃丝特·K.朱博士被耶鲁大学纽黑文医院胸痛中心主任巴斯玛·萨夫达尔博士（MD）和利哈伊河谷医院急诊医学研究主任马尔娜·格林伯格博士（DO）找去商谈合作。

他们说："让我们在 SAEM 共识会议上展示一些关于性与性别医学的东西。"当然，朱医生和我很荣幸被邀请参与合作。

我们花了近一年的时间为这个竞争激烈的会议制订了一份厚重的提案和演讲计划。几个月后，我们被接受了。

2014 年，100 多名顶尖的急诊医学研究人员出席了我们为期一天的研讨会。我们从性与性别的角度探讨了心脑血管问题、疼痛、创伤和伤害、诊断成像、心理健康和药物滥用。我们还谈到了社会观念以及它们如何影响我们在急诊室的即时选择。

那一天，我们"创造"了100名新的性与性别医学专家。从那时起，这个数字已经成倍增长——朱博士、萨夫达尔博士和格林伯格博士已经成为我们的朋友和长期的合作者。

2015年，我帮助设计并促成了一个名为"性与性别医学教育峰会：课程创新的路线图"的活动。这个由美国女性医学协会、劳拉·布什女性健康研究所、妙佑诊所和女性健康研究学会共同发起的活动在妙佑诊所的校园里举行。我们有超过170名现场和在线与会者，代表了来自99所美国医学院的教师和院长，以及联邦机构和研究组织。在为期两天的研讨会上，我们提供了信息和工具，开始将性别差异研究纳入医学院课程和医疗机构的持续教育计划。

然后，在2018年4月，我们通过在犹他州盐湖城举行的性与性别健康教育峰会扩大了我们的平台。这为所有健康专业的教育工作者打开了大门——包括牙科、护理、药学以及物理治疗和职业治疗等"联合健康"专业——学习如何将性别差异研究纳入他们的教育课程，并为性与性别主题整合制订一个循序渐进的计划。

每当我们把一群专业人员聚集在这样的环境中时，就会促进一波变革。我的使命是让这些浪潮不断涌现——形成变革的浪潮，并最终形成海啸。我知道，最终我们将达到一个转折点，曾经不寻常和专业的东西将成为普遍的知识和实践。

# 教育和行政层面的变化

在第二章中，我分享了当我第一次为 SAEM 会议准备关于急诊医学中的性与性别的演讲时，没有人出席的经历。那个空荡荡的房间无疑是令人沮丧的，但它也坚定了我向外传播信息的决心。

那天之后，我决定与医疗领域中其他开启类似对话机制的女性接触。我最后去了美国女性医务人员协会，在那里我与贾尼丝·韦宾斯基博士（MD，FACOG*，NCMP†）联系上了，她是西密歇根大学霍默·R. 史崔克博士（MD）学院妇产科的名誉临床副教授。我们开始讨论如何创建跨学科的"智囊团"——一个讨论和传播医学中的性与性别问题的论坛，然后把这些想法带回我们各自的专业之中。

这些最初的对话是后来的性与性别女性健康协作组织（Sex and Gender Women's Health Collaborative，简称 SGWHC）的基础。韦宾斯基博士不知疲倦地领导着这个组织，现在仍然是其执行主任。起初，我们只是每月与六到八名女性组成的核心小组举行电话会议，但很快它就开始成长，并最终有了今天的组织规模和资源。

---

* FACOG（Fellow of American College of Obstericans and Gynecologists），美国妇产科学学会会员。

† NCMP（NAMS Certified Menopause Practitioner），北美更年期学会执业者。

正是在最初的一次电话会议上，我与得克萨斯理工大学健康科学中心的医学终身教授玛乔丽·R.詹金斯博士（MD，FACP*）建立了联系。她是第一批真正将"女性健康"和性与性别而不仅仅是生殖联系起来的女性之一，我敬仰她很久了。她很有影响力：当她说话时，人们真的会听。在一次电话中，M.J.（我这样叫她）告诉我，我们通过 SGWHC 创作的两张海报已经获准在性别差异研究组织的年会上展出。在会议期间，需要有人站在海报下，向与会者介绍我们所做的工作。

"我不能同时站在两个地方，"M.J.说，"那么谁和我一起去？"

当时我只是一名资历较浅的医生，但我立即自告奋勇地报名了。我必须在当天早上飞过去，并在当天晚上飞回家，以便在第二天早上到医院值班，但我不在乎。我想让这位了不起的女士知道，我是一个行动者，我是认真的。

结果，在活动中海报是一张接一张挨着展示的，所以在两个小时的会议中，M.J. 和我站在一起，向其他医疗专业人员讲述所有专业中性与性别差异的重要性。在会议间隙，她和我谈到了我们认为在医学和科学领域需要做的事情，以使女性的预后能够达到平均水平。从那时起，我们就成了朋友和合作者。即使是现在，当我们聚在一起时，我们也会忍不住谈论性与性别问题。很高兴有一个人不仅和我一样有创造

---

\* FACP（Fellow of the American College of Physicians），美国内科医师协会会员。

变革的激情，而且还在她自己的领域中引领潮流。

今天，詹金斯博士担任劳拉·布什女性健康研究所的创始主任和首席科学官，她在那里大大推动了医学领域内的性与性别教育。该研究所为从业人员开发了一套课程——包括培训未来教育者的模块，我很荣幸能对此做出贡献。它还为非专业人士建立了一个资源库，每个人都可以免费使用。

还有许多出色的组织处于医学教育和研究变革的前沿。我无法在此一一列举，但我确实想特别提及世界各地的一些组织，它们的工作继续对整个医学教育产生着巨大的积极影响。

在写这篇文章的时候，一项非常棒的倡议实际上正在美国国家卫生研究院（NIH）内进行。在雅尼娜·克莱顿博士（MD）的领导下，女性健康研究办公室（Office for Research on Women's Health，简称ORWH）——NIH的27个单独的研究所和中心（ICs）之一——已经创建了一个名为跨NIH女性健康研究战略计划的倡议，推进与女性健康相关的研究，并加强数据和证据的利用，以改善女性的健康。ORWH没有试图用其有限的办公室预算做所有的事情，而是创建了一个在NIH范围内的倡议，将性与性别研究纳入该组织所有IC的研究和资助。这不仅增加了ORWH的影响力，也意味着现在几乎所有由NIH资助的研究都被鼓励甚至要求包括性别差异的衡量标准。这是在多个领域向前迈出的一大步，必将为我们提供大量的新信息，我们可以利用这些信息来改善女性在所有医学领域的境遇。我很荣幸受邀在 2019 年担任 ORWH 的顾问委员会成员。

美国食品和药物监督管理局（FDA）也有一个女性健康办公室，该办公室正在努力提高性与性别平等，增强对这方面的认知和倡议。这个办公室是我在第四章分享的 FDA 药物临床试验快照资源背后的支持方。遗憾的是，该办公室没有授权资格，所以它不能强迫制药公司在药物试验中加入性别指标，但它正在创造有用的资源，鼓励透明化，并开始进行必要的沟通交流。

在斯坦福大学，由隆达·席宾格博士（PhD）领导的性别创新项目，专注于科学、健康、工程和环境领域的性别分析。他们正在研究诸如性别化的碰撞测试假人和女性人工智能程序，并在科学和医学研究中引入性别化细胞。正如该计划的网站所说："正确地进行研究可以拯救生命并节约经费"。

而我的同事 C.诺埃尔·柏瑞·默茨博士所在的西达赛奈的芭芭拉·史翠珊女性心脏中心，正在开创性地研究女性模式心脏病的性别诊断和治疗，包括章鱼壶综合征和小血管疾病。

在国际上，性与性别研究也在发生重大变化。加拿大卫生研究院成立了性别与健康研究所。该机构的科学主任卡拉·坦南鲍姆博士（MD，MSc*），不仅致力于将性别差异带入加拿大的研究中，还致力于研究医疗环境和整个社会中的性别差异。她的办公室为医生和服务提供者提供在线培训课程，介绍如何将性与性别纳入研究和临床实践。这个课程做得非常好，而且包容性很强。

柏林大学夏里特医院在性与性别研究方面也处于领先地位。他们已经成功地开发了线上培训课程和一个庞大的文献数据库，其特点是针对医学中的性别领域的研究，主要研究生理性别差异，包括细胞和分子机制。

在瑞典，卡罗林斯卡学院已经开发了一个跨学科的教学资源和研究平台，以推广性与性别意识。其"四个 I"代表了其方法的四个支柱：基础设施（infrastructure）、整合（integration）、创新（innovation）和影响（impact）。该研究所与世界各地的著名组织合作，包括美国的妙佑诊所、前面提到的斯坦福大学性别创新项目，以及 EUGenMed（欧洲性别医学，由夏里特医院和欧洲女性健康研究所监督运营的一个团体）。

---

\* MSc（Master of Science），理学硕士。

## 通过简单的工具拯救生命

虽然改变医学课程和世界范围内的研究规范对于教育下一代的医生和服务提供者至关重要，但它会是一个长期计划。我们还需要实用的工具来帮助女性获得她们今天需要的健康照护。

在我所在的罗德岛医院急诊室，以及目前正在进行的关于医学中的性与性别问题的国家和国际对话中，人们围绕着如何简单而有效地在女性健康和性别差异方面创造有影响力的结果不断地进行思考。

在我自己的医疗部门，我们采用了张贴"我们知道差异"的海报和分发患者信息小册子等策略，以及对实习生、住院医师、研究员、护士和教员进行复杂而多层次的现场和视频培训。类似的培训——其中许多是我帮助开发的——正在全美范围内进行，以便医疗提供者能够意识到并适应大量新信息，这些信息关于女性身体如何运作，以及为了使女性患者有更好的预后我们可以做什么。

但是，在过去的几年里，整个医学界所做的最重要的创新也许是对普通治疗方案的改变。

人们很早就认识到，决策支持工具——基本上就是手术室里的程序和规范检查单——可以拯救生命，减少并发症。从确保你接收的患者正确和做手术的身体部位正确，到清点器械和手术海绵以确保没有东西留在患者体内，都有检查清单。而最近，一些研究人员一直在创造决策支持工具，目的是在男性和女性之间实现相同的预后。

例如，正如我在本书前面指出的那样，众所周知，女性——尤其是使用避孕药的女性——患血栓的风险比年龄相仿的男性高。然而，女性在做完创伤手术后，也确实不太可能接受预防措施（又称预防性治疗），以应对包括血凝块在内的诸多问题。这种预防措施可能包括注射防止血栓形成的药物，或使用特殊的医用袜子以防止肢体的深静脉血栓形成。[血栓形成与行动不便有关，特别是与住院时间有关。平均而言，每年有近 3 万名住院的成年人死于静脉血栓栓塞症（venous thromboembolism，简称 VTE）引起的并发症。]

那么，既然已有这些作为，为什么女性在统计学上还是较少接受预防凝血的措施呢？约翰·霍普金斯大学的医生们提出了同样的问题。作为一项实验，他们为刚做完手术、有凝血并发症风险的人创造了一个决策支持工具。[1] 当该规范被遵循时，研究人员发现，"外科患者的与风险相适的 VTE 预防措施从 26% 增加到 80%，内科患者则从 25% 增加到 92%"。使一个简单的决策支持工具成为医院日常规范的强制性组成部分，实际上拯救了无数生命。

克利夫兰诊所对 ST 段抬高型心肌梗死（即第一章中我的患者朱莉所经历的"寡妇制造者"状况）进行了类似的实验。

他们发现，当遵循一个标准的四步方案时，女性30天的死亡风险减少了一半——从6%降到3%。更重要的是，这种降低使她们面临的风险与男性持平了。而唯一改变的是医疗服务的方式。

由此发现，当我们把最新的研究和数据整合进医疗系统时，隐性偏见可以得到缓解，致命的并发症也可以避免。这些系统的设计有时很复杂，但如果组织得好并投入正常使用，它们可以简化医生、护士和技术人员的日常工作流程，并改善患者的预后。

## 我对未来医疗的展望

当我们绘制人类基因组图谱时，整个医学界确信，个性化医疗将是下一个重大突破点。人们梦想，从癌症治疗到心脏病预防，一切都将基于个人的基因标准和信息；很快就会有适合每个人的药丸，我们将最终征服正在杀害我们的东西。

不幸的是，现实远比我们想象的要复杂得多。基因本身并不是决定疾病的因素。即使它们是，我们离了解打开或关闭基因的全方位过程还差得远。我们以为我们征服了一个池塘，事实却相反，我们已经陷入了一片海洋。

我非常支持个性化医疗研究，但我也认识到，我们离研究人员最初设想的愿景还有很长一段距离。而且,很坦率地说,我们不可能由此出发到达那里。除非我们承认男性和女性生物学之间的差异，将这种知识带入每一个研究模型和临床方案，并将我们所学到的知识作为个性化医疗第一阶段的基石，否则我们如何能够开发和实施真正的个性化医疗？在某些方面，我们正试图从地下室走到顶楼，同时没有停下来做中间楼层的工作。

我设想了这样一个未来：根据生理性别和偏好的性别，以及遗传的种族和血统来设定治疗方案，医疗将是高度个性化的。但是为了达到这个目标，我们需要从基础开始。我们需要重新设计我们以男性为中心的系统，以便根据女性自身独立和独特的生物学特性来对待她们。我们需要研究男性和女性种族和祖先群体内部的遗传结构，以及种族和性别的社会结构，以便我们能够为来自各种背景的女性提供平等和有效的医疗服务。

我设想会有这样一个系统，药品和治疗方法都是有性别区分的，我们对所有可用的药物都有单独的男性和女性的剂量策略。我设想为处于月经周期不同阶段的女性、处于围绝经期和绝经后阶段的女性、使用某些类型节育措施的女性以及怀孕的女性提供详细的剂量指南。我设想为男性和女性患者提供独特的决策支持工具，并且拥有女性身体正常情况的实验室数值，而不仅仅是男性的数值。

我设想对所有医疗专业人员进行性别关系、包容性、文化能力和多样性方面的强制性培训。我设想实施全系统的协议，以最大限度地减少患者和医生互动时面临的偏见。我设想有色人种女性、跨性别者和不同宗教的女性与白人男性获得的医疗效果是一样的。

最重要的是，我设想所有女性在所有环境和生命的所有阶段都能得到更好的医疗照护。

以上都是将改变医学的事情。而使其梦想成真的最好方法是，从性别差异这一广泛的现实开始，然后逐步深入。

# 重点——你要获取的关键信息

• 性与性别差异是当今医学界的一个热门话题。许多重要的机构和组织，包括在联邦层面，正在努力改变研究和临床实践标准，以反映我们关于女性生物学的新知识。

• 促进改变的最重要的方面是教育课程、研究和临床实践指南。其中，临床实践指南可以最快速地推进实施。

• 个性化医疗的未来从性别差异研究开始。我们从中学到的东西将为我们更好地理解个人身体的工作方式铺平道路。

第十章

## 你的声音，你的药物：
## 如何与你的医生进行有益的谈话

在我的工作中，最艰难同时也最有价值的部分不是研究性与性别差异，也不是写作论文供同行评议，甚至不是教育其他医生，而是与患者及其家人进行有建设性的、聚焦于预后的谈话。

举例来说，最近有一位女性因为腹痛和血便来到急诊室。她列出了最近几天和几周中所出现的症状，非常担心自己患上了结肠癌。她直截了当地陈述了自己肠易激综合征、便秘和其他胃肠道问题的病史，她曾经尝试了各种方法但似乎都没有什么作用，对此她感到沮丧。此外，为了让我们重视她的话，她还拍了一张马桶里的大便的照片给我们看。

恶心？确实有点。不过她没有淡化或回避自己的症状，这对我们非常有帮助。我们一起讨论了她通过谷歌搜索到的信息，以及她症状的持续时间。她所拍下的"证据"显示血是暗红的而非鲜红的，这样的话我能够排除一些表浅的病因，比如痔疮和肛裂，于是我为她申请了进一步的检查。此外，我能够让她感受到自己被看到和被听到，并以这样一种方式引导我们的讨论，让她觉得自己的担忧得到了重视。

在整本书中，我明确指出了在医疗实践、研究和教育中影响女性健康和幸福的问题。我呼吁做出改变，并分享了一些研究，这些研究提出了一些新的观点，让我们能够更好地理解女性独特的生物学特征。然而，正如你可能猜到的那样，尽管变革已经开始，但过程是缓慢的。

要让交流聚焦于你的健康问题，以确保获得针对女性的、恰当的医疗服务，最有效的办法是与医务人员进行有目标的、富有建设性的谈话。在本章中，我会为你提供具体的方法和问题来帮助你做到这一点。

这并不意味着改变医疗体系的重担转移到了你肩上，而是呼吁你变得更强势，更勇于为自己的健康和福祉发声。当你掌握了主动权，利用本书中获得的知识，在就诊时开启一场关于性与性别的谈话时，你会享受主导自己的健康决策和路径的快乐。

## 新型医患关系

重要的是记住，尽管看起来常常不是这样，但医疗本质上是一个消费者驱动的行业。你可以选择把自己的医疗费用花在哪里，决定和你的医生建立怎样的关系。我并没有把自己当成一个权威，而是当成一个信息的翻译者。我的工作是在危急时刻帮助患者，但同时也要帮助患者做出可以改善或维持他们健康状况的明智决定。我知道我的许多——甚至大部分——同事也是这样想的。

然而，和所有其他关系一样，医患关系也是双向的。建立清晰的沟通渠道是非常重要的，而且只要有可能，这种渠道要在紧急情况出现之前就建立好。

这就是为什么我创建了下面这份有用的问题和做法的清单，供你在大多数医疗环境和场景中使用。其中一些是基础的，适用于每个人，而另一些则是针对性与性别方面的。正如我在前面提到的，了解如何开始和引导对话具有重要的作用，甚至可能拯救生命。

## 你的初级保健医生：你的健康服务枢纽

你的初级保健医生不只是一个每年给你做体检的人，她或他就像你健康服务的枢纽，通往专科门诊、住院治疗、妇产科和药物的路径都在这里交会。

在所有与你打交道（或某一天有可能打交道）的医疗服务提供者中，你的初级保健医生是最重要的，要与其建立起信任、友好的关系。当出现问题时，她或他是你要找的医生，但当事情进展顺利时，她也会帮助你痊愈和保持健康。因此，她或他需要清楚和准确地了解你的病史、你目前的处方以及与你的健康有关的其他一切情况。

你的初级保健医生是为你开出大部分处方的人，是为你进行每年的筛查，必要时还会把你转诊给专科医生进行检查、手术或其他操作的人。

换句话说，你需要信任你的初级保健医生的判断，并觉得她或他会把你的利益放在第一位。

如果你觉得你的初级保健医生并没有重视或倾听你的意见，你们不能开诚布公地进行讨论，或者你觉得自己受到了无意识偏见的影响，我鼓励你去找一个新的医生。这并不是说你目前的初级保健医生不好，而是在这种情况下，你与医生的关系比医生的技能更重要。

以下是你在下次就诊时可能想问你现在的（或新的）初级保健医生的一些问题，以确保你得到基于你的性别、个人病史和当前健康状况的最佳医疗服务：

- "对于我这个年龄段的女性来说，最新的建议是什么……？"

——每年的筛查和血液检查

——乳腺检查（包括钼靶摄影）

——结肠镜检查

　　——巴氏涂片<sup>*</sup>

　　——其他常规检查

- "我需要多久做一次上述检查，为什么？"

- "你们是否进行巴氏涂片、盆腔检查和乳腺检查，还是我需要去看我的妇产科医生？"（并非所有的初级保健医生都提供这些服务。）

- "你了解自己专业中和性与性别相关的最新研究吗？"

- "你的女性患者和有色人种患者与男性患者是否有一样的预后？"


　　如果你住在医疗条件有限的地区，在交通方面有困难，或者没有上足保险，我鼓励你利用远程医疗资源，比如我的同事贾德·霍兰德博士（MD）在杰斐逊大学开发的"JeffConnect"，它为急诊室的医生和专家配备了电话和视频通话线路。[1]CVS药店也在其应用程序中提供了线上就诊于即刻问诊诊所（Minute Clinic）的功能。当然，当你出现紧急医疗情况时，这些服务并不适用，但对于一些小伤、用药问题和预防保健来说，这些举措很好地简化了就诊流程。

---

\* 巴氏涂片（Pap test），指通过在子宫颈采集细胞，进行涂片，在显微镜下观察，以筛查宫颈癌的一种检查方法。

# 针对专科医生和外科医生的问题

通常，当你的问题超出初级保健医生的诊疗范围时，她或他会把你介绍给专科医生。比如胃肠病医生、内分泌科医生、免疫科医生或骨科医生。

关于专科医生要记住一件事：与初级保健医生不同，他们关注的是一个狭窄而专门的领域。尽管找到一个你可以信任并与之沟通的人仍然很重要，但找到最适合这项工作的人也很重要。

我在做住院医师的时候，曾经在外科轮转，有机会协助多个学科的外科医生。一位外科医生很受患者喜欢。他在患者病床边的态度很友好，幽默而积极，而且总是花时间和他们打招呼。但他也是我见过的最粗心大意的外科医生。与此同时，另一位外科医生在与患者的交往中不近人情，令人生畏，但在手术室里绝对一丝不苟。当然，我愿意和第一个人喝杯酒，但如果我要动刀子，我会毫不犹豫地选择二号医生。

在寻找合适的专科医生时，不要害怕问与预后相关的问题。你所询问的人很可能自己就进行了一些相关研究，而且很乐意回答你的问题。你可以从下面这些问题开始：

- "你在自己的学科中是否进行过性别差异的研究？"
- "你所推荐的这个检查/操作是否考虑了我个人的生物

学特征？"

•"你是否注意到你的男性患者和女性患者预后的差异？"

•"如果这项检查没有得到我们想要的答案，还有什么替代的方案？"

•"作为女性，这项检查／操作有什么需要我特别关注的副作用吗？"

•"我的避孕措施／哺乳／激素替代疗法会影响这项检查／操作吗？"

## 关于药品的问题

我和我的同事遇到的最大挑战是患者对自己的处方药缺乏了解。

在急诊室，我们并不总是能够获得患者的完整处方药记录，特别是当患者从多个或州外的医疗机构获得处方药时。而当我们没有掌握整个情况时，就很难选择对该患者最安全和最有效的药物。

以下是你可以做的一些事情，以确保你可以与任何接诊你的医疗工作者分享处方的完整情况，无论是在急诊室还是在其他地方。

• 给你的处方编制一份完整的清单，并确保在任何时候都能接触到它。没必要在你的钱包里携带一张纸；我们目前的技术使之更容易：只要用手机给你所有的处方药瓶拍照，并把它们保存在手机上的一个文件夹或云账户中，这样你就可以很容易地查看它们。确保照片足够清晰，让人能够读懂处方药名称和剂量信息。每年或每当你的治疗方案发生变化时，更新该清单。

• 将你的处方药和过敏信息添加到你手机的医疗 ID 功能或紧急锁屏上。（关于如何操作的说明，请访问你的手机制造商的网站。）你也可以下载一个免费的医疗 ID 应用程序，将你的所有信息存储其中。

• 确保你的紧急联系人中至少有一人能够获得你最新的处方药信息。这可以通过一个共享的云盘文件夹来实现，或者干脆在你每年做年度更新时给对方一份你的药物清单。

• 还记得我们在第四章中关于药物比对（"Med Rec"）的讨论吗？这是更新你个人药物清单的好时机。如果你感到困惑或有疑问，特别是在医院就诊后（这时你的处方药可能被暂时或永久地改变了），请与初级保健医生办公室的护士或医生助理预约，仔细检查这些变化。


一旦你对你正在服用的药物有了清楚的了解，你就可以向你的初级保健医生以及任何为你开具新药、调整药物的专科医生提出以下问题，或者在住院治疗或急诊时监督自己接受的医疗服务。

- "我正在服用的药物是否适合我的性别、种族／民族和年龄阶段？"
- "我服用的剂量是否根据性别进行了调整，或者我的处方是否需要调整？"
- "这种药物是否在女性身上做过试验？如果是的话，是否有不同的剂量标准需要我注意？"
- "这个处方药是否会影响我的避孕措施或激素替代疗法？"
- "这种药物是不是仿制药？如果是，可能对我有什么影响？这种仿制药是否在女性中进行过研究？"
- "这种药物是否会延长 QT 间期？考虑到我的其他药物，这可能对我有什么影响？"
- "我观察到，自从我开始服用这种新的仿制药后，我感觉不一样了，我担心它的代谢可能不如我以前的药物好。是否有另一种我可以负担得起的品牌？"

## 医院与急诊

显然，大多数人都不会计划去看急诊，而且一旦去了，他们对谁来提供医疗服务并没有什么控制权。然而，有一些简单的方法可以为更好的医疗服务和预后奠定基础。

首先并且最重要的是，研究你当地的医院。你所在地区的哪些医院有良好的声誉？是否有多元化的员工和培养文化能力的项目？哪些医院在科研和教学方面处于领先地位？不要害怕提问——甚至可以去医院与护士和前台工作人员交谈！询问他们在性与性别差异方面的经验，并始终"跟着感觉走"。

其次是要准备好你的信息。我喜欢人们带着对其症状的详细描述、处方清单和对其病史的清晰了解来到急诊室（即使这意味着要看大便的照片！）。掌握所有相关信息有助于我对患者的诊治做出尽可能好的决定。如果人们对自己的病史含糊其词（或者更糟糕的是，试图隐藏部分病史），不知道自己在服用什么处方药，或者除了模糊的"这里疼"之外无法描述自己的症状，我要帮助他们就会更难。

举例来说，不久之前，一位名叫伊莉斯的85岁女性被用担架送来了。她在与女友们午餐的时候喝了一小杯桑格利亚酒，结账之后她想要站起来，却感到头晕而摔倒了。当我们给她测血压时，发现血压低到危险级别。

"你们知道她在服用什么药物吗？"我问和她一起来急诊室的朋友。

"我不知道，"她摇着头说，"不过我可以给她的女儿打电话。"

谢天谢地，她的女儿有伊莉斯的处方药清单，并清楚地掌握了她的病史。我发现伊莉斯因为一种疾病而正在服用几种药物，这些药物会明显增加酒精对她的作用。经过短暂的休息和补液，伊莉斯感觉好多了，可以回家了。

如果你在到达医院时不能说话，或者即使你是清醒的，但紧张而痛苦，那么就需要一个了解你的重要相关信息并能清楚表达的朋友或亲属，她或他可以帮助我们挽救你的生命。下面我会列出一些你可以做的事情，以确保如果你确实需要住院治疗，你的医疗服务提供者能获得他们需要的所有信息来帮助你。

• 确保至少有一位朋友或家人能够获得你的所有医疗信息，包括你的处方药，最近的检查、诊断、手术史等。在登记时将此人列为你的主要医疗联系人，并确保电话号码、地址和电子邮件信息是最新的，以便我们在时间紧迫的情况下能够迅速与她或他联系上。

• 设置授权书和其他法律保障措施，以确保你指定的代言人能够代表你做出决定。

• 如果你被送到自己首选的医疗机构之外的医院，你可以要求转院。

• 如果可能，请确保在填写入院表格时保持坦率，例如以下信息。

——过敏史——不仅要包括你对什么过敏，也要描述你过敏时的表现，这样医生就能更好地决定哪些药物适用于你。

举例来说，如果你对一种抗生素过敏，但是并不严重，只是表现为皮疹，那么在病情严重的时候我们可能会选择使用这种药物。而另一方面，如果你表现为全身性过敏反应，我们也需要知道这一点。

——家族史，包括你的家庭成员确诊时的年龄。相比而言，你的母亲在47岁时心脏病发作比在87岁时心脏病发作更能引起我们的注意。

——你所使用的任何激素，包括避孕药物、激素替代疗法或用于性别肯定的激素。

——既往的和现在的任何可能成为心血管疾病危险因素的妊娠相关并发症（比如先兆子痫、妊娠糖尿病等）。

——任何药物的不良反应史。

——先天性长QT综合征或任何可能影响药物在体内作用的遗传性疾病。


## 如果你感觉没有被重视、被倾听或被信任……

当然，事先为医疗情况做好准备会帮助你更有信心地、更轻松地处理事情。但是有时候，即使你已经按部就班地做了所有的事情，还是可能会遇到这样的情况：你觉得性别偏见在起作用——你觉得没有被重视、被倾听或被信任。

• 如果你不是处在紧急情况下，最好的办法是开启一场对话，并尽可能具体地说明发生了什么事以及你的感受。然而，如果这种至关重要的医患关系从一开始就不正常，想要"重设"是很难的。如果你觉得你不能与你的医生进行富有成效的对话，请去找另一位医生作为第二选择。

• 如果你在医院里，找一位代言人——一位可以就目前的情况提出看法的人。举例来说，一位在水泥马路上摔倒的老年女性因为硬膜下血肿来诊，她坚持说自己很好，可以回家了，然而她妹妹（老太太被送来时我们打电话把她妹妹叫来了）这时候插手了："她总是轻描淡写，就算她几乎走不了路了，她也会这么说！请让她留在这里观察一晚上。"由于我们并不了解这位患者，如果不是她妹妹的介入，我们很难做出正确的决定。

• 帮助医生理解你不是在寻求毒品。不幸的是，阿片类药物成瘾是我们在急诊室每天都要处理的事情。人们进来抱怨一些主观的症状，如偏头痛、腹痛以及其他我们无法观察或测量的事情，以便获得奥施康定或氢吗啡酮。实际上，我们正在创建一个整合的处方药监测系统，跟踪阿片类药物的处方和管理，以防药物滥用。如果你有严重的疼痛症状，却感觉自己被当成了寻求毒品的人，你可以询问你的医院是否有监测系统，并要求查询你的记录，以表明情况并非如此。（或者如果你因为使用阿片类药物与你的医生签订过疼痛治疗协议，你也可以公开你的使用情况和需求。）你也可以表明自己并不寻求任何特定的药物，对非阿片类药物、非成瘾性的疼痛缓解方案持开放态度，只想解决目前发生的问题。这并不是说要把举证的责任放在你身上，也不是说要你哄骗自己的医生帮助你。但是有的时候，只要让你的医生明白，你知道他们在担心什么，就可以帮助你转移谈话的目标。

• 如果你觉得情况不会有什么改观了，就申请换一位医生或者看看有没有可能转到另一家医院（特别是如果你大部分时候都在那家医院就诊）。

## 如果你是有色人种女性……

正如你在本书中所了解到的，有色人种女性在我们的医疗体系中会比白人女性面临更多挑战。她们得到倾听和信任的可能性更小，也比白人女性更不容易得到恰当的治疗。

如果你是一名有色人种女性，担心自己遭受了隐性偏见或自己的种族传统不能被接纳，你可能想在对话中加入额外的问题，以下是你可以考虑的问题：

对于某个医生或专家：

• "在你的诊疗实践中，你觉得有色人种女性和白人女性的预后一样吗？"

• "你是否接诊过很多有色人种女性？"

• "你愿意倾听并讨论我对于医疗实践中种族和文化偏见的担忧吗？"

• "你愿意在接诊和治疗的过程中满足我个人的文化或信仰方面的需求吗？"

对于医院、急诊中心或医疗集团：

• "你们的医生或员工是否接受过文化包容性方面的教育？"

• "目前你们医生和员工的多元性如何？"

• "你们是否有处理个人文化／信仰的经验？你们是否愿意满足我的特殊需求和关注？"

## 无所不知的"谷歌医生"

在我们目前所处的信息时代，几乎每个人在就诊之前都会咨询"谷歌医生"。

从许多方面来看，这是一件好事——尤其是对女性而言。它可以帮助你了解需要问哪些问题，以及哪些症状值得你关注。你可以研究自己的处方药，检查是否有药物相互作用（特别是关于你的避孕药或激素替代治疗药物），也许你甚至可以发现关于处方药、病情或替代疗法的一些新信息，这些可能连你的医生都不知道。

最近我和一位名叫金的医学生喝咖啡，她和自己的双胞胎妹妹都有一种遗传的基因缺陷，会导致 QT 间期延长。这种疾病使得姐妹俩从高中时期开始就要服用 β 受体阻滞剂。然而，服用这些药物之后不久，她的妹妹开始感到不适。检查发现她的血小板正在迅速地下降。

"我自己做了一些研究，"金说，"发现血小板降低是我们服用的 β 受体阻滞剂可能导致的副作用之一。"

起初她们的医生并不相信。"我不过是个孩子，当我把关于我们药物的证据提供给医生的时候，他一开始并没有把我的话当真。"但当她拿出自己的研究后，医生同意把她妹妹的药物停掉一段时间试试看。

"能教他一些东西的感觉真的很好，"她告诉我，"在第一次谈话之后，他的态度变得非常开放了。老实说，正是那次经历让我坚定了读医学院的决心。"

我们总是以为，自己的医生了解关于我们处方药、疾病和治疗的全部信息，但事实绝非如此。我们的医学知识体量过于庞大，没有一个人可以全部吸收，更不用说完全理解了。这就是为什么这一领域又划分为许多专业。一些人想要保持广博，而另一些人则想要深入。无论我们在哪个领域，跟上最新的进展本身都会耗费你全部的精力。

当你利用庞大的网络资源进行自己的研究时，你最终可能会发现一些连你的医生都不知道的东西。这并不意味着你的医生不够出色，只不过这些信息恰好不在她或他的"雷达"范围内。我知道很多初级保健医生和专科医生都喜欢患者带着自己的研究来就诊。为什么？因为患者会寻找和他们的疾病相关的信息，这意味着其研究是深入而有针对性的，而不是宽泛而笼统的。

不用说，在数字世界里也有很多庸医，所以在得出任何结论之前，仔细审查你的信息来源是很重要的。坚持使用有信誉的患者教育网站，如 WebMD、克利夫兰诊所、妙佑诊所、国家卫生研究院、疾病控制和预防中心、Drugs.com，还有性与性别女性健康协作组织——当然，如果你有兴趣，也可以查阅 PubMed 等网站上的同行评议文献和科学期刊。

如果你寻找的是替代医学和保健方法，可能更难找到经过审查的信息，特别是在美国。然而，越来越多的欧洲、中国及日本的研究团队正在调查针灸、能量治疗、芳香疗法和其他"替代"模式，并在国际期刊上发表他们的发现。（PubMed 也包括国际出版物，所以可以从那里开始。）

在涉及你的健康问题时，以下是一些让你可以利用互联网的方法：

• 研究你目前的疾病，列出可能的治疗方法、治疗药物和检查清单，以便与你的医生讨论，特别是如果你觉得目前的治疗方案没有使症状得到缓解的时候。

• 研究你目前的处方药，特别是在性别差异和与其他处方药的相互作用方面。例如，如果你正在服用华法林、立普妥和避孕药，在谷歌上简单搜索一下"华法林和立普妥"，就会发现几十篇关于这些药物被观察到有相互作用的文章。再搜索"立普妥和避孕药"，你将会得到更多关于这类相互作用的信息。请记住，药物不一定是在同时使用时被研究的，即使在数百万人中这种同时使用很常见。

另一个值得注意的问题是，我们的医疗体系本来就倾向于忽视女性的痛苦，作为女性的你在上网研究之后会感到更加不被重视和关怀，特别是当你没有和自己的医生分享你的发现，以及对可能发生在自己身体上的问题表示担忧时。毕竟，几乎每一种在 WebMD 或其他网站上描述过的症状都可能会有好几种可怕的病因，而通常你并不清楚这些疾病是不是真的值得你担心。

例如，如果一位女性因剧烈的腹痛来到我的急诊室，我会立即开始排查诸如卵巢囊肿、阑尾炎或小肠梗阻这类疾病。然而，如果她有子宫内膜癌的家族病史（而且谷歌已经验证了她的症状可能是子宫内膜癌），那么这些疾病可能并不是她最关心的。如果我作为医疗服务提供者因为没有她家族病史的记录而没有解决她对癌症的恐惧，那么她可能会感到被忽视，尽管当时我已经尽力做好自己的工作了。她不只是因为疼痛而来到急诊室，她是来确认她的疼痛不是由肿瘤引起的。

由此引发的教训是：不要害怕向你的医疗服务提供者讲述你在网上发现的信息。你自己做的研究并不是在贬低他们的工作。事实上，你所学到的东西可能使你有能力进行更好和更详细的对话——这样一来，如果你担心真的出了问题，就可以得到你所需要的信息，以消除这种恐惧或得到一个确切的诊断。

这里，有一些方法可以将你的在线研究转化为与医生的对话：

• 将你找到的信息或关注领域的网站保存、打印或截图。这样你的医生就能准确地知道你所参考的内容。

• 记下（在纸上或手机上）你的症状的哪些方面引起了你的关注。你可以在谈话中参考这些内容，以防忘记提出重要的细节。

## 倡议

正如我在本书中所强调的，你能为医疗变革做出贡献的最重要的方式是让人们听到你的声音。我已经给了你一些方法，让你在与医疗服务提供者的谈话中使用，然而，你可能会受到启发，做得更多。在本节中，我们将讨论一些你可以参与倡议的方式。

当然，第一个也是最容易想到的方法是向研究和倡议基金会与机构捐款。寻找那些与你的价值观相一致的、有信誉的全国性机构。美国心脏协会、美国癌症协会和出生缺陷基金会是众所周知的机构，但也有许多较小的组织（如性与性别女性健康协作组织）在帮助提高认知水平和资助研究方面做得很好。

你也可以通过向当地大学和培训医院的特定部门捐款，更直接地支持性与性别医学的研究。你可以指定你想支持的一个特定研究项目，资助培训某个新的访问学者，或者通过患者代言人基金会等团体直接支持当地的患者服务。

虽然许多人选择了捐赠，但财政捐款只是支持医学领域变革的诸多方式中的一种。单独或与一群志同道合的人一起，你可以尽自己的力量帮助传播关于性别在医学中如何以及为何重要的信息。

这里有一些关于如何参与倡议的想法，不需要任何费用，但可能非常有效。

• 加入一个医学研究试验。如果我们想更多地了解目前的药物、治疗和方案如何影响女性，我们需要女性参与研究过程。许多试验甚至提供旅行和其他费用的报销。

• 加入一个支持小组（或创建你自己的小组）。知道自己并不孤单，而且有人可以和你讨论你的病情和／或医疗经验是非常宝贵的。你还可以在小组中分配研究任务，分享你与医疗服务提供者和医院互动的经验，并联系在你的领域工作的研究人员。

• 给当地的报纸或相关的在线出版物写信。分享你的经验、你的问题和你的见解，这样做不仅可以帮助其他患者，也可以帮助从业者和机构看到他们需要把重点放在哪里，以不断地改进。

• 利用社交媒体的力量来分享你的故事，认识其他有类似经历的人，并与全球各地志同道合的人取得联系。

• 与医院管理层会面，解决你所关注的任何问题，并分享你的经历。大多数医院都有媒体联络员或公关人员，他们负责塑造医院的"公众形象"。如果你有什么要抱怨或感觉你的意见没有被采纳，从他们开始好了。

无论你如何选择，请永远记住，作为一名女性，在医学界发出自己的声音是很重要的。请记住，你的参与、你的捐赠或你的故事可能是使其他人得到他们所需要的治疗的关键。

# 重点——你要获取的关键信息

• 决定预后的一个关键因素是患者对医疗服务提供者的信任程度。培养与初级保健医生和其他核心医疗服务提供者的关系是很重要的，这使你与他们能够进行真实的对话，并自由地分享你所有的问题和担忧。

• 始终向你的医疗服务提供者询问与性别有关的检查、操作、处方药和剂量等信息。这将帮助你开启一场关于什么是最适合你独特生物学特征的健康流程的对话。

• 提前计划可以帮助你在就诊、住院和其他医疗互动中创造最佳结果。例如将你的医疗信息保存在你的手机上，创建纸质或数字的药物和剂量清单，并指定一个知情和有能力的代言人，这些简单的事情会让一切变得大为不同，并确保你得到尽可能高质量的医疗服务。

• 在网上做研究——但要尽可能确保获得最佳的信息。与你的医生分享这些信息。说不定你甚至可以教给他们一些东西！

• 最重要的是，做你自己的代言人。当涉及你的身体和你的健康时，没有谁的声音应该优先于你。

# 后　记

　　几个月前，我妈妈在商场和我爸爸一起购物的时候，开始出现明显的症状，包括气短、胸部不适和疲惫。我爸爸急忙叫来最近的保安，而后者又叫来了商场的急救员。

　　急救员赶到之后，问了我妈妈一系列问题："你有胸口压榨感吗？你的疼痛是否放射到了左臂？"

　　我妈妈尽管害怕，但还是一如既往地争强好胜，她眯起眼睛看着他，郑重其事地说："女性的心脏病发作不是这样表现的！"

　　"所以女性的心脏病应该是什么表现？"急救员问道，显然是吃了一惊。

　　我妈妈于是教育起了他。

　　在这场对话结束的时候，急救员确信我妈妈是有道理的——而这时我妈妈也感觉好多了。她没有去医院，而是联系了自己的初级保健医生，后者当天晚些时候就接诊了她。

在急救员离开之前，我妈妈让他承诺会研究急诊医学中的性别差异，这样就不会误判其他女性的心脏事件了。他答应了。

值得庆幸的是，我妈妈没事——我对她在自己的诊疗过程中所扮演的角色感到很骄傲。和她一样，我把她的快速康复部分归结于没有在诊断上浪费任何时间。她知道女性模式的心脏病发作症状和体征，因此能够清晰准确地和医疗服务提供者进行交流。

这个故事是一个绝佳的例子，说明当女性患者掌握了关于性别如何使她们与众不同的知识之后，可以怎样立刻改变自己在当代医疗体系中接受服务的方式。你也可以把这本书教给你的东西应用于现实世界——无论是为你自己还是为你所爱的人。

正如我所分享的，我们的医疗体系正在发生变革。尽管过程很缓慢，但是我们已经迈出了第一步，而这一过程是不可避免的。我们回不到从前的位置，也不可能忘掉已经学会的东西。

读者，我对你的希望是，在我们努力延续变革的时候，不要对医学失去信心。科学是了不起的，虽然它也是不完美的、不断进化的。我们这些每天和人类生物学打交道的人正在不断地加深理解，让这门学科变得更加清晰和卓越。

在这个令人兴奋的年代，能够站在性与性别医学的前沿，我感到十分荣幸和激动。我们比以往任何时候都学得更多，过去十多年里所进行的研究、教育和讨论终于开始结出果实。我知道我的同事和我一样兴奋——尽管想要让女性的身体和男性一样被尊重、被研究、被对待，我们还有很长的路要走。我们还有很多东西要学习，很多错误的观念要纠正，但我们很愿意以开放的态度迎接变革的到来，这些变革将影响我们个人和整个社会的健康状况，对此我们感到很兴奋。

革命可能开始于一个人或一小群有远见的人——但从来不会止步于此。我们每个人都有能力利用自己恍然大悟的时刻、利用我们对自己身体的知识、利用我们的专业技能在医学界创造一系列的变革。

我一个人无法做到这些。但是我知道，一旦女性意识到她们有能力对自己和其他女性的健康做出积极而持久的改变时，我就不需要一个人奋斗了。我们会携手向前，一步一个脚印。

祝你健康。

艾莉森·J.麦格雷戈

# 致 谢

太多的人对这本书的写作做出了贡献。我对他们都心存感激。

感谢我的经纪人安德鲁·斯图尔特，他很多年前就向我提出了写书的想法：感谢你有足够的耐心，坚持到我做好准备。

感谢布鲁斯·贝克尔博士，他与我一起构思了这本书最初的框架：感谢你帮我意识到，除了分享事实以外，讲述我自己的故事同样很有价值。

感谢阿歇特公司的出版团队，特别是我的编辑勒妮：你们和我一样对这个项目充满热情。感谢你们支持这一理念，并把它传播推广出去。

感谢我的写作搭档布赖纳·海恩斯，没有她这本书永远也写不出来：感谢你全力以赴地投入——不仅是为了我，也是为了让全世界都能听到并理解这一理念。你如此慷慨地提供专业指导，分享你的轻松与欢笑。你使得写作本书成了一种快乐的体验。

感谢我的同事和试读者雷莎·E. 刘易斯（MD）、埃丝特·K. 朱（MD，MPH）、谢里尔·L. 埃龙（MD，MPH，FACEP）、拉莱·加拉巴吉安（MD，FACEP，FAAEM）、塔妮莎·威尔逊（MD），感谢你们抽出宝贵的时间和精力阅读和评论这本书，并温柔地指出我没有意识到的问题。

感谢那些为了扩展我们的讨论贡献自己知识的医生：芭芭拉·罗伯茨（MD）、巴斯玛·萨夫达尔（MD，FACEP）、薛伦·海斯（MD）、葆拉·J. 拉科夫（MD）、琳赛·J. 古林（MD）以及诺埃尔·柏瑞·默茨（MD）。感谢你们把智慧分享给我和其他将要阅读这本书的人。

感谢和我一起度过这段旅程的同事，特别是玛乔丽·R. 詹金斯（MD，FACP）：感谢你们以集体协作的方式，在国内和国际的舞台上，重塑我们对女性身体的理解。我从你们身上学到了无穷无尽的东西。

感谢在这一领域工作的勇敢的同事们，包括大学教师、住院医师、医学生、本科生、委员会成员和机构领导者们，感谢你们为了改变和重塑现状所做和正在做的一切。为了使所有人的健康都得到改善，男女平等是当务之急。

感谢布朗大学沃伦·阿尔伯特医学院（我完成医学培训

后的学术家园）和急诊科的同事与领导：感谢你们允许我探寻未知的研究路径。在你们的支持下，我建立了第一个性与性别急诊医学科，使得之后的研究、教育和宣传有了基地。

感谢我那些或远或近的朋友们：感谢你们关注我、倾听我、喜爱我。每一个好的革新者都需要一个传声筒，对我来说，这个传声筒就是艾琳·萨里斯。我们在幼儿园时就一见如故地成了最好的朋友。当我需要找人谈论生活、政治和女权主义理论的时候，你永远是我的倾诉对象。还要感谢克里·亚隆戈和茉莉斯·温伯格在每一次聚会、鸡尾酒会、晚宴、婚礼、葬礼、毕业典礼上都倾听我对性与性别相关问题大发宏论；你们总是提供明智的建议和富有同情心的支持。

致我的家人们，没有你们我永远也走不了这么远：献上我最深的爱和感激。致我的母亲乔安妮和父亲彼得：如果你们的爱和支持是货币，那我就是中了头彩。感谢你们提醒我，在这个世界上我可以做任何事，也感谢你们给了我成功的工具。致罗宾和斯科特：你们是最棒的家庭啦啦队长，无论发生什么，你们都在我身边。致我的婆婆、公公，南希和杰里：感谢你们的支持和关照。

最后，致我的丈夫埃里克，很多时候你的洞察力和爱都会让我振作起来，感谢你和我共度人生的这段旅程。从我们刚刚大学毕业，为了进入医学院刻苦学习，到一起学习急诊医学，再到探索如何让医疗体系变得更好，你永远鼓励我勇往直前，成为倡导者，鼓励我追寻自己的使命，为那些被忽视的群体发声。我永远爱你（还有我们的狗奥利弗、费塔和巴兹尔）。

附录 A

# 你的个人医学比对单

　　在空格处填上你所有相关的医学信息。复印或把这几页撕下来，在每一次就诊时都带在身边。或者也可以在 www. alysonmcgregor.com/personal-med-rec 下载一份 PDF 版。

我的姓名_____

我的出生 / 生理性别_____

我目前的性别认同_____

我目前的初级保健医生

　　　　姓名_____

　　　　地址_____

　　　　电话_____

　　　　电子邮箱_____

我目前的专科医生和非初级保健医生（可根据需要添加）：

姓名＿＿＿＿＿＿＿＿＿＿＿＿＿＿＿＿＿＿＿＿＿＿＿

地址＿＿＿＿＿＿＿＿＿＿＿＿＿＿＿＿＿＿＿＿＿＿＿

电话＿＿＿＿＿＿＿＿＿＿＿＿＿＿＿＿＿＿＿＿＿＿＿

邮箱＿＿＿＿＿＿＿＿＿＿＿＿＿＿＿＿＿＿＿＿＿＿＿


上次月经时间＿＿＿＿＿＿＿＿＿＿＿＿＿＿＿＿＿＿＿＿＿

我通常的月经期 / 经前期症状是：



我目前的避孕措施（包括各种避孕方式：口服药物、植入剂、宫内节育器、避孕套等）：



我目前的医学情况和诊断：



我的外科手术史：



我近期的就诊情况（包括初级保健医生、专家、急诊等）：

我近期进行的试验 / 检查及它们的结果（包括 X 光、CT、超声、心电图、核磁、负荷试验等）：

我目前和既往的用药史（即便不是规律服用的药物也要包括在内）：

| 药物名称 | 仿制药?<br>是 / 否 | 剂量<br>（毫克 / 微克） | 用药频率<br>（一日几次） | 备注 |
|---|---|---|---|---|
|  |  |  |  |  |
|  |  |  |  |  |
|  |  |  |  |  |
|  |  |  |  |  |
|  |  |  |  |  |
|  |  |  |  |  |

我目前服用的非处方药（包括止痛药、抗过敏药、感冒药、草药、维生素等）：

| 补剂 / 药物名称 | 剂量<br>（毫克 / 微克） | 用药频率<br>（一日几次） | 备注 |
|---|---|---|---|
|  |  |  |  |
|  |  |  |  |
|  |  |  |  |
|  |  |  |  |
|  |  |  |  |
|  |  |  |  |

我的过敏史（包括食物、药物和其他物质）：

| 过敏物 | 典型的过敏表现 |
| --- | --- |
|  |  |
|  |  |
|  |  |
|  |  |
|  |  |

我目前所患的疾病［包括所有目前确诊的疾病（比如糖尿病、微血管病）、精神疾病（比如焦虑症、抑郁症）、疼痛疾病等。然后尽可能准确地描述这些疾病在身体和精神上引起的症状。］：

| 疾病 | 与这些疾病相关的典型症状 |
| --- | --- |
|  |  |
|  |  |
|  |  |
|  |  |
|  |  |

我服用的药物与酒［包括酒（葡萄酒、啤酒、烈酒）、其他精神活性物质］：

| 精神活性物质 | 服用频率（每天 / 周 / 月） |
|---|---|
|  |  |
|  |  |
|  |  |
|  |  |
|  |  |
|  |  |

我是习惯性吸烟者 □是 □否

我是社交性吸烟者 □是 □否

　　每日 / 周吸烟数量＿＿＿＿＿＿＿＿＿＿＿＿＿＿＿

我吸电子烟 □是 □否

　　如果是，频率是? ＿＿＿＿＿＿＿＿＿＿＿＿＿＿

# 速查问题

　　将这几页撕下来，去就诊的时候带在身上，以帮助你和医生谈话。或者可以在 www.alysonmcgregor.com/questions-list 下载并打印完整的清单。

　　更完整的清单和相关讨论参见第十章。

**用于询问初级保健医生的问题：**

　　·"对于我这个年龄段的女性来说，最新的建议是什么……？"

　　　　——每年的筛查和血液检查

　　　　——乳腺检查（包括钼靶摄影）

　　　　——结肠镜检查

　　　　——巴氏涂片

　　　　——其他常规检查

• "我需要多久做一次上述检查，为什么？"

• "你们是否进行巴氏涂片、盆腔检查和乳腺检查，还是我需要去看我的妇产科医生？"（并非所有的初级保健医生都提供这些服务）。

• "你了解自己专业中和性与性别相关的最新研究吗？"

• "你的女性患者和有色人种患者与男性患者是否有一样的预后？"

**关于特定的医学状况需要询问初级保健医生的问题：**

• "我得了什么病？"（请大胆地这样说："你能不能用非医学专业术语向我解释一下，以便我能够更好地理解？"）

• 请告诉我这种／这些处方药会有什么效果。有什么我需要关注的副作用吗？基于我的性别、年龄、体重和健康状况，这是正确的剂量吗？

**用于询问专科医生的问题：**

• "你在自己的学科中是否进行过性别差异的研究？"

• "你所推荐的这个检查／操作是否考虑了我个人的生物学特征？"

• "你是否注意到你的男性患者和女性患者预后的差异？"

• "如果这项检查没有得到我们想要的答案，还有什么替代的方案？"

•"作为女性，这项检查／操作有什么需要我特别关注的副作用吗？"

•"我的避孕措施／哺乳／激素替代疗法会影响这项检查／操作吗？"

**关于药物要询问初级保健医生和／或专科医生的问题：**

•"我正在服用的药物是否适合我的性别、种族／民族和年龄阶段？"

•"我服用的剂量是否根据性别进行了调整，或者我的处方是否需要调整？"

•"这种药物是否在女性身上做过试验？如果是的话，是否有不同的剂量指南需要我注意？"

•"这个处方是否将会影响我的避孕措施或激素替代疗法？"

•"这种药物是否是仿制药，如果是，可能对我有什么影响？这种仿制药是否在女性身上进行过研究？"

•"这种药物是否会延长 QT 间期？考虑到我的其他药物，这可能对我有什么影响？"

•"我观察到，自从我开始服用这种新的仿制药后，我感觉不一样了，我担心它的代谢可能不如我以前的药物好。是否有另一种我可以负担得起的品牌？"

**如果你被开了处方止痛药，需要询问的问题：**

- "这是一种阿片类药物吗？"
- "我是不是只需在疼痛的时候吃它？"
- "除了阿片类药物和其他有成瘾风险的药物，你能为我列出一份替代方案的清单吗？"

**作为有色人种女性需要询问的问题：**

对于某个医生或专家：

- "在你的诊疗实践中，你觉得有色人种女性和白人女性的预后一样吗？"
- "你是否接诊过很多有色人种女性？"
- "你愿意倾听并讨论我对于医疗实践中存在种族和文化偏见的担忧吗？"
- "你愿意在接诊和治疗的过程中满足我个人的文化或信仰方面的需求吗？"

对于医院、急诊中心或医疗团体：

- "你们的医生或员工是否接受过文化包容性方面的教育？"
- "目前你们医生和员工的多元性如何？"
- "你们是否有处理个人文化／信仰的经验？你们是否愿意考虑我的特殊需求和关注？"

# 参考文献

书籍：

- Boston Women's Health Book Collective. *Our Bodies, Ourselves.* Rev. ed. New York: Atria Books, 2011.

- Dusenbery, Maya. Doing Harm: *The Truth About How Bad Medicine and Lazy Science Leave Women Dismissed, Misdiagnosed, and Sick.* New York: HarperOne, 2018.

- Dwass, Emily. *Diagnosis Female: How Medical Bias Endangers Women's Health.* Lanham, MD: Rowman & Littlefield, 2019.

- Glezerman, Marek. *Gender Medicine: The Groundbreaking New Science of Gender–and Sex–Related Diagnosis and Treatment.* New York: Harry N. Abrams, 2016.

- Killermann, Sam. *A Guide to Gender: The Social Justice Advocate's Handbook.* 2nd ed. Austin, TX: Impetus Books, 2017.

- Legato, Marianne, ed. *Principles of Gender–Specific Medicine.* 3rd ed. Cambridge, MA: Academic Press, 2017.

- Mark, Saralyn. *Stellar Medicine: A Journey Through the Universe of Women's Health.* New York: Brick Tower Press, 2012.

- McGregor, Alyson J., Esther K. Choo, and Bruce M. Becker. *Sex and Gender in Acute Care Medicine.* New York: Cambridge University Press, 2016. doi:10.1017/CBO9781107705944.

- Perez, Caroline Criado. *Invisible Women: Data Bias in a World Designed for Men.* New York: Abrams Press, 2019.
- Schenck–Gustafsson, K., P. R. DeCola, D. W. Pfaff, and D. S. Pisetsky. *Handbook of Clinical Gender Medicine.* Berlin: Karger Publishers, 2012.

## 在线研究资源：

- Canadian Institutes of Health Research–Institute of Gender and Health: http://www.cihr-irsc.gc.ca/e/8673.html
- Facility for Sexual and Reproductive Healthcare,"FSRH CEU Guidance: Drug Interactions with Hormonal Contraception (January 2017, last reviewed 2019)": https://www.fsrh.org/standards-and-guidance/documents/ceu-clinical-guidance-drug-interactions-with-hormonal
- Food and Drug Administration,"Drug Trials Snapshots": https://www.fda.gov/drugs/drug-approvals-and-databases/drug-trials-snapshots
- PubMed, an online resource from the National Institutes of Health and National Libraries of Medicine providing millions of medical journal articles: https://www.ncbi.nlm.nih.gov/pubmed
- Society for Women's Health Research: https://swhr.org
- Women's Health Research at Yale University: https://medicine.yale.edu/whr

## 机构和组织：

- American Medical Women's Association, Sex and Gender Health Collaborative: https://www.amw-doc.org/sghc
- Cedars-Sinai Hospital, Barbra Streisand Women's Heart Center: https://www.cedars-sinai.org/programs/heart/clinical/womens-heart.html
- Centre de Recherche de l'Institut Universitaire de Gériatrie de Montréal, Cara Tannenbaum profile and deprescribing brochures: http://www.criugm.qc.ca/

en/researchers/laboratory-directors/63-cara-tannenbaum.html

- European Society of Gender Health Medicine: http://www.gendermedicine.org
- Food and Drug Administration, Office of Women's Health: https://www.fda.gov/about-fda/office-commissioner/office-womens-health
- Foundation for Gender–Specific Medicine: https://gendermed.org
- Gendered Innovations at Stanford University: https://genderedinnovations.stanford.edu
- Impact of Gender/Sex on Innovation and Novel Technologies: https://www.igiant.org
- International Society of Gender Medicine: http://www.isogem.eu
- Karolinska Institute, Stockholm, Sweden: https://ki.se/en/research/about-cfg
- Laura Bush Institute for Women's Health: https://www.sexandgenderhealth.org
- Office of Research on Women's Health, National Institutes of Health: https://orwh.od.nih.gov
- Organization for the Study of Sex Differences: https://www.ossdweb.org

## 在线医疗和远程医疗：

- CVS Health virtual care offerings: https://cvshealth.com/newsroom/press-releases/cvs-healths-minuteclinic-introduces-new-virtual-care-offering
- JeffConnect at Jefferson University: https://hospitals.jefferson.edu/jeffconnect/jeffconnect-telehealth-consulting.html

## 手机应用程序：

- Google medical ID app: https://play.google.com/store/apps/details? id=app.medicalid.free&hl=en_US
- MediSafe app for tracking medications: https://www.medisafeapp.com
- Meds Agenda to organize meds and doses: https://apps.apple.com/us/app/

meds-agenda/id520098571

**电影：**

- *Ms. Diagnosed: The Movie*: https://www.msdiagnosedfilm.com

# 注 释

## 第一部分　来龙去脉

### 第一章　现代医学是以男性为中心的医学

1　A. H. E. M. Maas and Y. E. A. Appelman, "Gender Differences in Coronary Heart Disease", *Netherlands Heart Journal* 18, no. 12(2010): 598-602, https://www.ncbi.nlm.nih.gov/pmc/articles/PMC3018605.

2　Steven R. Messé et al., "Why Are Acute Ischemic Stroke Patients Not Receiving IV tPA? Results from a National Registry", *Neurology* 87, no. 15(2016): 1565-1574.doi:10.1212/WNL.0000000000003198; American Academy of Neurology(AAN), "Women, Minorities May Be Undertreated for Stroke", *ScienceDaily*, https://www.sciencedaily.com/releases/2016/09/160914172413.htm.

3　Romy Ubrich et al., "Sex Differences in Long–Term Mortality Among Acute Myocardial Infarction Patients: Results from the ISAR–RISK and ART Studies", *PLOS ONE* 12, no. 10(2017): e0186783. doi:10.1371/journal.pone.0186783; Technical University of Munich(TUM), "Women More Likely to Die in the First Year After a Heart Attack", *ScienceDaily*, https://www.sciencedaily.com/releases/2017/10/171025105045.htm.

## 第二章 性别差异不止停留在表面上

1　Katherine A. Liu and Natalie A.Dipietro Mager, "Women's Involvement in Clinical Trials: Historical Perspective and Future Implications", *Pharmacy Practice*(Granada) 14, no. 1(2016): 708. doi:10.18549/PharmPract.2016.01.708.

2　M. S. Arruda et al., "Time Elapsed from Onset of Symptoms to Diagnosis of Endometriosis in a Cohort Study of Brazilian Women", *Human Reproduction* 18, no. 4(2003): 756–759. do: 10.1093/HumRep/deg136;G.K.Husby, R. S. Haugen, and M. H. Moen, "Diagnostic Delay in Women with Pain and Endometriosis", *Acta Obstetriciaet Gynecologica Scandinavica* 82, no. 7(2003): 649-653, https://www.ncbi.nlm.nih.gov/pubmed/12790847.

3　Janet Woodcock, MD, John Whyte, MD, MPH, and Milena Lolic, MD, MS, "2017 Drug Trials Snapshot Summary Report", US Food and Drug Administration, January 2017, https://www.fda.gov/media/112373/download.

4　Natalie Jacewicz, "Why Are Health Studies So White?", *The Atlantic*, June 16, 2016, https://www.theatlantic.com/health/archive/2016/06/why-are-health-studies-so-white/487046.

5　Steven R. Messé et al., "Why Are Acute Ischemic Stroke Patients Not Receiving IV tPA? Results from a National Registry", *Neurology* 87, no.15(2016): 1565–1574. doi:10.1212/WNL.0000000000003198; American Academy of Neurology(AAN), "Women, Minorities May Be Undertreated for Stroke", *ScienceDaily*, https://www.sciencedaily.com/releases/2016/09/160914172413.htm.

6　C. R. Bankhead et al., "Identifying Symptoms of Ovarian Cancer: A Qualitative and Quantitative Study", *BJOG* 115, no. 8(2008): 1008-1014. doi:10.1111/j.1471-0528.2008.01772.x.

7　Ronald Wyatt, MD, MHA, "Pain and Ethnicity", *AMA Journal of Ethics* 15, no. 5(2013): 449–454. doi:10.1001/virtualmentor.2013.15.5. pfor1-1305

## 第二部分　当代女性健康的六大主题

### 第三章　女性的心脏（和大脑）以不同的方式崩溃

1　Thomas Emil Christensen et al., "Neuroticism, Depression and Anxiety in Takotsubo Cardiomyopathy", *BMC Cardiovascular Disorders* 16(2016): 118. doi:10.1186/s12872-016-0277-4.

2　Oras A. Alabas et al., "Sex Differences in Treatments, Relative Survival, and Excess Mortality Following Acute Myocardial Infarction: National Cohort Study Using the SWEDEHEART Registry", *Journal of the American Heart Association* 6, no. 12(2017). doi:10.1161/JAHA.117.007123.

3　"Women and Heart Disease", Centers for Disease Control and Prevention, page last reviewed May 2019, https://www.cdc.gov/heartdisease/women.htm.

4　Randy Young, "The Way to Women's Heart Health", Cardiovascular Business.com, January 7, 2019, https://www.cardiovascularbusiness.com/topics/structural-congenital-heart-disease/way-womens-heart-health.

5　"AHA Guidelines Recognize Preeclampsia as CVD Risk Factor", Pre eclampsia.org, last updated February 2014, https://www.preeclampsia.org/the-news/53-health-information/517-aha-guidelines-recognize-preeclampsia-as-cvd-risk-factor; Cheryl Bushnell, MD, MHS, FAHA et al., "Guidelines for the Prevention of Stroke in Women: A Statement for Healthcare Professionals from the American Heart Association/American Stroke Association", *Stroke* 45, no. 5(2014): 1545-1588. doi:10.1161/01.str.0000442009.06663.48.

6　"The Cardiac Risks of Rheumatoid Arthritis", Cleveland HeartLab. August 7, 2017, http://www.clevelandheartlab.com/blog/the-cardiac-risks-of-rheumatoid-arthritis.

7　Deborah P. M. Symmons and Sherine E.Gabriel, "Epidemiology of CVD in Rheumatic Disease, with a Focus on RA and SLE", *Nature Reviews Rheumatology* 7(2011): 399–408, https://www.nature.com/articles/

nrrheum.2011.75.

8    Una McCann, MD, "Anxiety and Heart Disease", Johns Hopkins Medicine, https://www.hopkinsmedicine.org/heart_vascular_institute/clinical_ services/centers_excellence/womens_cardiovascular_health_center/patient_ information/health_topics/anxiety_heart_disease.html.

9    Olivia Remes, Carol Brayne, Rianne van der Linde, and Louise Lafortune, "A Systematic Review of Reviews on the Prevalence of Anxiety Disorders in Adult Populations", *Brain and Behavior* 6, no. 7(2016), e00497, doi:10.1002/ brb3.497.

10   "The Link Between Anxiety and Heart Disease", Magnolia Regional Health Center, December 18, 2017, https://www.mrhc.org/blog/heart-disease/the-link-between-anxiety-heart-disease.

11   "New Study: Women More Likely to Die After a Heart Attack Due to Unequal Treatment", World Heart Federation, January 10, 2018, https://www. world-heart-federation.org/news/new-study-women-likely-die-heart-attack-due-unequal-treatment; Oras A. Alabas et al., "Sex Differences in Treatments, Relative Survival, and Excess Mortality Following Acute Myocardial Infarction: National Cohort Study Using the SWEDEHEART Registry", *Journal of the American Heart Association* 6, no. 12(2017). doi:10.1161/ JAHA.117.007123.

12   P. Dewan, "Differential Impact of Heart Failure with Reduced Ejection Fraction on Men and Women", *Journal of the American College of Cardiology* 73, no. 1(2019): 29-40. doi:10.1016/j.jacc.2018.09.081.

13   Jason Kashdan, "Healthy Heart May Help Men Battle Cancer, Study Finds", *CBS News*, March 27, 2015, https://www.cbsnews.com/news/cancer-study-men-finds-cardio-exercise-may-reduce-risk-cancer-death-risk. Dr. David Agus is the commentator. Mention happens at 1: 00 with a question from the anchor.

14   Laura F. DeFina et al., "Association of All–Cause and Cardiovascular

Mortality with High Levels of Physical Activity and Concurrent Coronary Artery Calcification", *JAMA Cardiology* 4, no. 2(2019): 174–181. doi:10.1001/jamacardio.2018.4628.

15 Gretchen Reynolds, "Can You Get Too Much Exercise? What the Heart Tells Us", *New York Times*, February 6, 2019, https://www.nytimes.com/2019/02/06/well/move/can-you-get-too-much-exercise-what-the-heart-tells-us.html.

16 A. M. Napoli, E. K. Choo, and A. McGregor, "Gender Disparities in Stress Test Utilization in Chest Pain Unit Patients Based upon the Ordering Physician's Gender", *Critical Pathways in Cardiology* 13, no. 4(2014): 152–155. doi:10.1097/HPC.0000000000000026.

17 Napoli, Choo, and McGregor, "Gender Disparities in Stress Test Utilization".

18 Randy Young, "The Way to Women's Heart Health", Cardiovascular Business.com, January 7, 2019, https://www.cardiovascularbusiness.com/topics/structural-congenital-heart-disease/way-womens-heart-health; L. S. Mehta et al., "Acute Myocardial Infarction in Women: A Scientific Statement from the American Heart Association", *Circulation* 133, no. 9(2016): 916–947. doi:10.1161/CIR.0000000000000351.

19 Hypothermia After Cardiac Arrest Study Group, "Mild Therapeutic Hypothermia to Improve the Neurologic Outcome After Cardiac Arrest", *New England Journal of Medicine* 346(2002): 549–556. doi:10.1056/NEJMoa012689.

20 Jessica E. Morse et al., " Evidence–Based Pregnancy Testing in Clinical Trials: Recommendations from a Multi–Stakeholder Development Process", *PLOS ONE* 13, no. 9(2018): e0202474. doi:10.1371/journal.pone.0202474.

21 Meytal Avgil Tsadok, PhD, et al., "Sex Differences in Dabigatran Use, Safety, and Effectiveness in a Population–Based Cohort of Patients with Atrial Fibrillation", *Circulation: Cardiovascular Quality and Outcomes* 8(2015): 593599. doi:10.1161/CIRCOUTCOMES. 114.001398.

22 "Women and Stroke", CDC.gov, https://www.cdc.gov/stroke/docs/women _ stroke_factsheet.pdf.

23 "Women and Stroke".

24 Caroline Cassels, "ISC 2009: Women with Stroke, TIA, More Likely Than Men to Report Mental Status Change", *Medscape*, February 24, 2009, https:// www.medscape.com/viewarticle/588640.

25 T. E. Madsen et al., "Analysis of Tissue Plasminogen Activator Eligibility by Sex in the Greater Cincinnati/Northern Kentucky Stroke Study", *Stroke* 46, no. 3(2015): 717–721. doi:10.1161/STROKEAHA.114.006737.

26 Mathew Reeves, PhD, et al., "Sex Differences in the Use of Intravenous rtPA Thrombolysis Treatment for Acute Ischemic Stroke: A Meta–Analysis", *Stroke* 40(2009): 1743–1749, https://www.ahajournals.org/doi/pdf/10.1161/ STROKEAHA.108.543181.

## 第四章 同样的药物不同的身体：女性药物学

1 M. Manteuffel et al., "Influence of Patient Sex and Gender on Medication Use, Adherence, and Prescribing Alignment with Guidelines", *Journal of Women's Health* 23, no. 2(2014): 112-199. doi:10.1089/jwh. 2012.3972.

2 Giselle Sarganas, "Epidemiology of Symptomatic Drug–Induced Long QT Syndrome and Torsade de Pointes in Germany", EP *Europace* 16, no. 1(2014): 101-108. doi:10.1093/europace/eut214.

3 Teresa Chu, PhD, "Gender Differences in Pharmacokinetics in Pharmacology", *U.S. Pharmacist* 39, no. 9(2014): 40–43.

4 "Absorption Rate Factors", University of Notre Dame, https://mcwell.nd .edu/your-well-being/physical-well-being/alcohol/absorption-rate-factors.

5 "GAO–01–286R Drug Safety: Most Drugs Withdrawn in Recent Years Had Greater Health Risks for Women", GAO.gov, https://www.gao.gov/ assets/100/90642.pdf.

6  Jo Jones et al., "Current Contraceptive Use in the United States, 2006–2010, and Changes in Patterns of Use Since 1995", *National Health Statistics Reports* 60(2012), https://www.cdc.gov/nchs/data/nhsr/nhsr060.pdf.

7  David J. Waxman and Minita G. Holloway, "Sex Differences in the Expresion of Hepatic Drug Metabolizing Enzymes", *Molecular Pharmacology* 76(2009): 215-228, https://www.ncbi.nlm.nih.gov/pubmed/19483103.

8  Francis Collins, "We Need BetterDrugs–Now", TED, April 2012, https://www.ted.com/talks/francis_collins_we_need_better_drugs_now.

9  "FDA Adverse Event Reporting System(FAERS) Public Dashboard", FDA.gov, https://www.fda.gov/drugs/guidancecomplianceregulatoryinformation/surveillance/adversedrugeffects/ucm070093.htm.

10 Paul M. Ridker, "The JUPITER Trial: Results, Controversies, and Implications for Prevention", *Circulation: Cardiovascular Quality and Outcomes* 2(2009): 279–285. doi:10.1161/CIRCOUTCOMES.109.868299.

11 Pamela E. Scott et al., "Participation of Women in Clinical Trials Supporting FDA Approval of Cardiovascular Drugs", *Journal of the American College of Cardiology* 71, no. 18(2018). doi:10.1016/j.jacc.2018.02.070.

12 " Lisinopril–Drug Summary", PDR.net, https://www.pdr.net/drug-summary/Prinivil-lisinopril-376.

13 D. M. Rabi, MD MSc, et al., "Reporting on Sex–Based Analysis in Clinical Trials of Angiotensin–Converting Enzyme Inhibitor and Angiotensin Receptor Blocker Efficacy", *Canadian Journal of Cardiology* 24, no. 6(2008): 491–496. https://www.ncbi.nlm.nih.gov/pmc/articles/PMC2643194.

14 Helen M. Pettinati, PhD, et al., "Gender Differences with High Dose Naltrexone in Cocaine and Alcohol Dependent Patients", *Journal of Substance Abuse Treatment* 34, no. 4(2008): 378-390. doi:10.1016/j.jsat.2007.05.011.

15 M.–L. Chen et al., "Pharmacokinetic Analysis of Bioequivalence Trials: Implications for Sex–Related Issues in Clinical Pharmacology and

Biopharmaceutics", *Clinical Pharmacology & Therapeutics* 68, no. 5(2000): 510-521. doi:10.1067/mcp.2000.111184.

16  G. Koren, H. Nordeng, and S. MacLeod, "Gender Differences in Drug Bioequivalence: Time to Rethink Practices", *Clinical Pharmacology & Therapeutics* 93, no. 3(2013): 260–262. doi:10.1038/clpt.2012.233.

## 第五章  "亲爱的，这一切都是你的臆想"：女性的直觉与女性的想象

1   Gunilla Risberg, Eva E. Johansson, and Katarina Hamberg, "A Theoretical Model for Analysing Gender Bias in Medicine", *International Journal for Equity in Health* 8, no. 28(2009). doi:10.1186/1475-9276-8-28.

2   B. G. Kane et al., "Gender Differences in CDC Guideline Compliance for STIs in Emergency Departments", *Western Journal of Emergency Medicine* 18, no. 3(2017): 390–397. doi:10.5811/westjem.2016.12.32440.

3   David Gomez, MD, PhD, et al., " Gender–Associated Differences in Access to Trauma Center Care: A Populatio–Based Analysis", *Surgery* 152, no. 2(2012): 179–185. doi:https://doi.org/10.1016/j.surg.2012.04.006.

4   A. Gupta et al., "Gender Disparity and the Appropriateness of Myocardial Perfusion Imaging", *Journal of Nuclear Cardiology* 18, no. 4(2011): 588–594. doi:10.1007/s12350-011-9368-x; A. M. Chang et al., "Gender Bias in Cardiovascular Testing Persists After Adjustment for Presenting Characteristics and Cardiac Risk", *Academic Emergency Medicine* 14, no. 7(2007): 599–605. doi:10.1197/j.aem.2007.03.1355.

5   J. H. Pope et al., "Missed Diagnoses of Acute Cardiac Ischemia in the Emergency Department", *New England Journal of Medicine* 342, no. 16(2000): 1163-1170. doi:10.1056/NEJM200004203421603.

6   Rohit Verma, Yatan Pal Singh Balhara, and Chandra Shekhar Gupta, "Gender Differences in Stress Response: Role of Developmental and Biological Determinants", *Industrial Psychiatry Journal* 20, no. 1(2011): 4-10.

doi:10.4103/0972-6748.98407.

7　Suzanne B. Feinstein, PhD, and Brian A. Fallon, MD, MPH, "Don't Be Fooled by Hypochondria", *Current Psychiatry* 2, no. 9(2003): 27–39, https://www.mdedge.com/psychiatry/article/59754/anxiety-disorders/dont-be-fooled-hypochondria.

8　Mathias Wullum Nielsen et al., "One and a Half Million Medical Papers Reveal a Link Between Author Gender and Attention to Gender and Sex Analysis", *Nature Human Behaviour* 1(2017): 791–796, https://www.na ture.com/articles/s41562-017-0235-x.

## 第六章　更加敏感：女性与疼痛的关系

1　Laura Kiesel, "Women and Pain: Disparities in Experience and Treatment", *Harvard Health Blog*, October 9, 2017, https://www.health.harvard.edu/blog/women-and-pain-disparities-in-experience-and-treatment-2017100912562; Roger B. Fillingim et al., "Sex, Gender, and Pain: A Review of Recent Clinical and Experimental Findings", *Journal of Pain* 10, no. 5(2009): 447–485. doi:10.1016/j.jpain.2008.12.001; Bruce Becker, MD, and Alyson J. McGregor, MD, MA, "Article Commentary: Men, Women, and Pain", *Gender and the Genome*, 46–50. https://doi.org/10.1089/gg.2017.0002.

2　Justin L. Hay et al., "Determining Pain Detection and Tolerance Thresholds Using an Integrated, Multi–Modal Pain Task Battery", *Journal of Visualized Experiments* 110(2016): 53800. doi:10.3791/53800.

3　Robert E. Sorge and Larissa J. Strath, "Sex Differences in Pain Responses", *Current Opinion in Physiology* 6(2018): 75–81. doi:10.1016/j.cophys.2018.05.006.

4　Robert E. Sorge et al., "Different Immune Cells Mediate Mechanical Pain Hypersensitivity in Male and Female Mice", *Nature Neuroscience* 18, no. 8(2015): 1081–1083. doi:10.1038/nn.4053.

5　R. Y. North et al., "Electrophysiological and Transcriptomic Correlates of

Neuropathic Pain in Human Dorsal Root Ganglion Neurons", *Brain* 142, no. 5(2019): 1215–1226. doi:10.1093/brain/awz063.

6  Joel D. Greenspan et al., "Studying Sex and Gender Differences in Pain and Analgesia: A Consensus Report", *Pain* 132, Suppl. 1(2007): S26–S45. doi:10.1016/j.pain.2007.10.014.

7  Elena H. Chartoff and Maria Mavrikaki, "Sex Differences in Kappa Opioid Receptor Function and Their Potential Impact on Addiction", *Frontiers in Neuroscience* 9(2015): 466. doi:10.3389/fnins.2015.00466.

8  Table 2 in Greenspan et al., "Studying Sex and Gender Differences in Pain and Analgesia."

9  JoAnn V. Pinkerton, MD, Christine J.Guico-Pabia, MD, MBA, and Hugh S. Taylor, MD, "MenstrualCycle–Related Exacerbation of Disease", *American Journal of Obstetrics and Gynecology* 202, no. 3(2010): 221–231. doi:10.1016/j.ajog.2009.07.061.

10  Katy Vincent and Irene Tracey, "Hormones and Their Interaction with the Pain Experience", *Pain Reviews* 2, no. 2(2008): 20–24. doi:10.1177/204946370800200206.

11  Bruce Becker, MD, and Alyson J. McGregor, MD, MA, "Article Commentary: Men, Women, and Pain", *Gender and the Genome*, 46–50. https://doi.org/10.1089/gg.2017.0002.

12  Diane E. Hoffmann and Anita J. Tarzian, "The Girl Who Cried Pain: A Bias Against Women in the Treatment of Pain", *Journal of Law, Medicine & Ethics* 29(2001): 13–27. doi:10.2139/ssrn.383803; C. Noel Bairey Merz, MD, "The Yentl Syndrome and Gender Inequality in Ischemic HD", *Cardiology Today*, August 2011, https://www.healio.com/cardiology/news/print/cardiology-today/%7B7cff01d6-0b82-4d2e-a3c9-aea61a5c61ad%7D/the-yentl-syndrome-and-gender-inequality-in-ischemic-hd.

13  Joe Fassler, "How Doctors Take Women's Pain Less Seriously", *The Atlantic*, October 15, 2015, https://www.theatlantic.com/health/archive/2015/10/

emergency-room-wait-times-sexism/410515.

14  Richard E. Harris et al., "Traditional Chinese Acupuncture and Placebo Sham) Acupuncture Are Differentiated by Their Effects on μ–Opioid Receptors(MORs)", *NeuroImage* 47, no. 3(2009): 1077–1085. doi:10.1016/ j.neuroimage.2009.05.083.

## 第七章  不只是激素：女性的生化反应与激素治疗

1   Vascular Disease Foundation, "Every Five Minutes Someone Dies from a Blood Clot or Deep Vein Thrombosis", *ScienceDaily*, March 5, 2011, https:// www.sciencedaily.com/releases/2011/03/110305105233.htm.

2   Yana Vinogradova, Carol Coupland, and JuliaHippisley–Cox, "Use of Combined Oral Contraceptives and Risk of Venous Thromboembolism: NestedCase–Control Studies Using the QResearch and CPRD Databases", *BMJ* 350(2015). doi:10.1136/bmj.h2135.

3   Practice Committee of the American Society for Reproductive Medicine, "Combined Hormonal Contraception and the Risk of Venous Thromboembolism: A Guideline", *Fertility and Sterility* 107, no. 1(2016): 43–51. doi:10.1016/j.fertnstert.2016.09.027.

4   Erin Wayman, "Hormone Therapy: A Woman's Dilemma", *Endocrine News*, November 2012, https://endocrinenews.endocrine.org/hormone-therapy-a-womans-dilemma.

5   R. B. Fillingim and R. R. Edwards, "The Association of Hormone Replacement Therapy with Experimental Pain Responses in Postmenopausal Women", *Pain* 92, nos.12(2001): 229–234. doi:10.1016/s0304-3959(01)00256-1.

6   Kent D. Stening et al., "Hormonal Replacement Therapy Does Not AffectSelf–Estimated Pain or Experimental Pain Responses in Post–Menopausal Women Suffering from Fibromyalgia: A Double–Blind,

Randomized, Placebo–Controlled Trial", *Rheumatology* 50, no. 3(2010): 544–551. doi:10.1093/rheumatology/keq348.

7   Q. Yu et al., "［Comparison of the effect of fluoxetine combined with hormone replacement therapy(HRT) and single HRT in treating menopausal depression］", *Zhonghua Fu Chan Ke Za Zhi* 39, no. 7(2004): 461–464, https://www.ncbi.nlm.nih.gov/pubmed/15347469.

8   Tam L. Westlund and B. L. Parry, "Does Estrogen Enhance the Anti–depressant Effects of Fluoxetine?*", Journal of Affective Disorders* 77, no. 1(2003): 87–92. doi:10.1016/s0165-0327(02)00357-9.

9   Talal Alzahrani et al., "Cardiovascular Disease Risk Factors and Myocardial Infarction in the Transgender Population", *Circulation: Cardiovascularuality and Outcomes* 12(2019): e005597. doi.org/10.1161/CIRCOUT COMES.119.005597; Louis J. Gooren, Katrien Wierckx, and Erik J. Giltay, "Cardiovascular Disease in Transsexual Persons Treated with Cross–Sex Hormones: Reversal of the Traditional Sex Difference in Cardiovascular Disease Pattern", *European Journal of Endocrinology* 170, no. 6(2014): 809-819. doi:https://doi.org/10.1530/EJE-14-0011.

10  Sarah M. Burke et al., "Testosterone Effects on the Brain in Trans–gender Men", *Cerebral Cortex* 28, no. 5(2018): 1582-1596, https://doi.org/10.1093/cercor/bhx054.

11  Hilleke E. Hulshoff Pol et al., "Changing Your Sex Changes Your Brain: Influences of Testosterone and Estrogen on Adult Human Brain Structure", *European Journal of Endocrinology* 155(2006): S107-S114. doi:10.1530/eje.1.02248.

## 第八章　一个新的观念：性别、文化和身份医学

1   "Orders Regarding Burial of the Dead Body", al-Islam.org, https://www.al-islam.org/islamic-laws-ayatullah-abul-qasim-al-khui/orders-regarding-burial-

dead-body.

2    Imam M. Xierali, PhD, and Marc A. Nivet, EdD, MBA, "The Racial and Ethnic Composition and Distribution of Primary Care Physicians", *Journal of Health Care for the Poor and Underserved* 29, no. 1(2018): 556–570. doi:10.1353/hpu.2018.0036.

3    Audrey Smedley and Brian D. Smedley, "Race as Biology Is Fiction, Racism as a Social Problem Is Real: Anthropological and Historical Perspectives on the Social Construction of Race", *American Psychologist* 60, no. 1(2005): 16–26, https://psycnet.apa.org/buy/2005-00117-003.

4    Robert Wood Johnson Foundation, "Reducing Disparities to Improve the Quality of Care for Racial and Ethnic Minorities", *Quality Field Notes* 4(2014), https://www.rwjf.org/en/library/research/2014/06/reducing-disparities-to-improvecare-for-racial-and-ethnic-minorities.html.

5    Elizabeth Chuck, "How Training Doctors in Implicit Bias Could Save the Lives of Black Mothers", *NBC News*, May 11, 2018, https://www.nbcnews.com/news/us-news/how-training-doctors-implicit-bias-could-save-lives-black-mothers-n873036.

6    American Heart Association, "Racial Disparities Continue for Black Women Seeking Heart Health Care", *Medical Xpress*, April 5, 2019, https://medicalxpress.com/news/2019-04-racial-disparities-black-women-heart.html.

7    Sandhya Somashekhar, "The Disturbing Reason Some African American Patients May Be Undertreated for Pain", *Washington Post*, April 4, 2016, https://www.washingtonpost.com/news/to-your-health/wp/2016/04/04/do-blacks-feel-less-pain-than-whites-their-doctors-may-think-so; Kelly M.Hoffman et al., "Racial Bias in Pain Assessment and Treatment Recommendations, and False Beliefs About Biological Differences Between Blacks and Whites", *Proceedings of the National Academy of Sciences*(April 4, 2016). doi:10.1073/pnas.1516047113.

8    Joshua Aronson, PhD, "Unhealthy Interactions: The Role of Stereotype

Threat in Health Disparities", *American Journal of Public Health* 103, no. 1(2013): 50–56. doi:10.2105/AJPH.2012.300828.

9   "Unequal Treatment: What Healthcare Providers Need to Know About Racial and Ethnic Disparities in Healthcare", *Institute of Medicine: Shaping the Future for Health*, March 2002, https://www.nap.edu/resource/10260/disparities_providers.pdf.

10  William C. Shiel Jr., MD, FACP, FACR, "Medical Definition of Hippocratic Oath", MedicineNet, reviewed on March 6, 2018, https://www.medicinenet.com/script/main/art.asp?articlekey=20909.

11  Laura Castillo–Page, PhD, *Diversity in the Physician Workforce: Facts and Figures* 2010(Washington, DC: Association of American Medical Colleges, 2010), https://www.aamc.org/download/432976/data/factsandfigures2010.pdf.

12  Isobel Bowler, "Ethnic Profile of the Doctors in the United Kingdom: A Diverse Group of Doctors Would Appreciate the Concerns of the Population Better", *BMJ* 329, no. 7466(2004): 583–584. doi:10.1136/bmj.329.7466.583; "Number of Registered Doctors in the United Kingdom(UK) in 2018, by Gender and Specialty", Statista, https://www.statista.com/statistics/698260/registered-doctors-united-kingdom-uk-by-gender-and-specialty.

13  Nicole Torres, "Research: Having a Black Doctor Led Black Men to ReceiveMore-Effective Care", *Harvard Business Review*, August 10, 2018, https://hbr.org/2018/08/research-having-a-black-doctor-led-black-men-to-receive-more-effective-care.

14  Somnath Saha, MD, MPH, "Student Body Racial and Ethnic Composition and Diversity–Related Outcomes in US Medical Schools", *JAMA* 300, no. 10(2008): 1135–1145. doi:10.1001/jama.300.10.1135.

15  Brad N. Greenwood, Seth Carnahan, and Laura Huang, "Patient–Physician Gender Concordance and Increased Mortality Among Female Heart Attack Patients", *PNAS* 115, no. 34(2018): 8569-8574. doi:10.1073/pnas.1800097115.

16　Raynard Kington, Diana Tisnado, and David M. Carlisle, "Increasing Racial and Ethnic Diversity Among Physicians: An Intervention to Address Health Disparities?", in *The Right Thing to Do, the Smart Thing to Do: Enhancing Diversity in the Health Professions: Summary of the Symposium on Diversity in Health Professions in Honor of Herbert W. Nickens, M.D.*, ed. B. D. Smedley et al.(Washington, DC: National Academies Press, 2001).

17　Holly Mead et al., *Racial and Ethnic Disparities in U.S. Health Care: A Chartbook*(Washington, DC: Commonwealth Fund, 2008), 95, https:// www.commonwealthfund.org/sites/default/files/documents/_media _files_ publications_chartbook_2008_mar_racial_and_ethnic_disparities_in_u_s_ health_care_a_chartbook_mead_racialethnicdisparities _chartbook_1111_pdf.

18　M. L. Martin et al., eds., *Diversity and Inclusion in Quality Patient Care*(New York: Springer International Publishing, 2016). doi:10.1007/978-3-319-22840-2.

19　Jordan J. Cohen, Barbara A. Gabriel, and Charles Terrell, "The Case for Diversity in the Health Care Workforce", *Health Affairs* 21, no. 5 (September/ October 2002). doi:10.1377/hlthaff.21.5.90.

20　C. Puchalski and A. L. Romer, "Taking a Spiritual History Allows Clinicians to Understand Patients More Fully", *Journal of Palliative Medicine* 3, no. 1(2000): 129-137. doi:10.1089/jpm.2000.3.129.

# 第三部分　我们往何处去——以及你能做什么

## 第九章　不断改变的对话：医疗中性与性别研究的未来

1　M. B. Streiff et al., "Lessons from the Johns Hopkins Multi–disciplinar Venous Thromboembolism(VTE)Prevention Collaborative", *BMJ* 344(2012): e3935. doi:10.1136/bmj.e3935.

## 第十章 你的声音，你的药物：如何与你的医生进行有益的谈话

1　American Well, "JeffConnect Puts Patients Face–to–Face with Their Doctor over Video", PR *Newswire*, April 10, 2015, https://www.prnewswire.com/news-releases/jeffconnect-puts-patients-face-to-face-with-their-doctor-over-video-300063915.html.

**图书在版编目（CIP）数据**

性别攸关 /（美）艾莉森·J. 麦格雷戈；王晔译
. -- 北京：北京联合出版公司，2023.9
ISBN 978-7-5596-7125-7

Ⅰ. ①性… Ⅱ. ①艾… ②王… Ⅲ. ①妇科学 Ⅳ.
① R711

中国国家版本馆 CIP 数据核字 (2023) 第 122395 号

北京市版权局著作权合同登记号 图字：01-2023-3587 号

**性别攸关**

作　　者：[美] 艾莉森·J. 麦格雷戈
译　　者：王　晔
出 品 人：赵红仕
策划机构：明　室
策划编辑：赵　磊
责任编辑：管　文
特约编辑：闫　烁
装帧设计：昆　词

北京联合出版公司出版
（北京市西城区德外大街 83 号楼 9 层　100088）
北京联合天畅文化传播公司发行
北京市十月印刷有限公司印刷　新华书店经销
字数 156 千字　880 毫米 ×1230 毫米　1/32　8.5 印张
2023 年 9 月第 1 版　2023 年 9 月第 1 次印刷
ISBN 978-7-5596-7125-7
定价：58.00 元